– 치과에서의 메러비안 법칙 개정판

치과 진료 표준 매뉴얼

- 고객응대 프로토콜
- 임상술식 Critical Pathway

DENTAL CLINIC STANDARD MANUAL

저자 **김태훈 연구소**

– 연구소는 의료정책, 의료 컨설팅, 의료소비자 행동심리 등을 연구하고 있다.

머리말

내수경기 침체, 치과의사 공급과잉, 개원가의 저수가 과잉경쟁 등으로 요즘 전반적으로 치과 매출이 급 하락하고 있습니다. 치과 병 의원의 매출 하락은 치과 계 전분야의 경기침체로 악화 되고 있고, 게다가 몇 몇 네트워크 치과의 불법 진료에 관한 (사실 여부를 떠나서) 공중파의 방송은 치과계의 위상 실추는 물론, 모든 치과의사들에 대한 대국민 불신으로 퍼지고 있는 것 같습니다.

동료 치과의사들끼리도 갈수록 경쟁관계로 치닫고 있으며, 동료 의식도 많이 사라진 것 같습니다.
졸업이나 개원을 앞두고 있는 후배 치과의사들에 대한 배려나 좋은 조언 한마디 못해주는 선배치과의사의 한 사람으로서 부끄럽기만 합니다.
또한, 의료 소비자들은 더 스마트 해지고 있으며, 의사들은 치료에 대한 사소한 설명 하나라도 빠트리면 큰 죄를 지은양 진료 외에도 고민하고, 준비해야 하는 일이 꽤나 많은 것 같습니다.
저는 환자를 더 만족시키고, 진료효율을 극대화 할 수 있는 임상표준을 매뉴얼화 하여 여러분께 책으로 제공하려 합니다.

이 책은 진료 프로세스와 고객응대를 시간의 순서에 따라 기술하였습니다. 또한, 사전 지식 테스트와 교육 후 역할극을 통해 모든 스텝들이 실전에 빠른 적응을 하도록 구성하였습니다. 이 매뉴얼을 바탕으로 병원마다 환자에 따라, 병원의 철학에 따라 개인화 하면 보다 완벽한 매뉴얼을 만들 수 있을거라 생각됩니다.
모든 치과의사들의 보다 나은 병원 경영에 조금이나마 도움이 되었으면 합니다.

감사의글

이 책이 출간될 수 있도록 많은 노력을 해주신 , 김숙현 매니저, 김미경 수석 상담 실장, 김수연, 김상희, 이혜원, 박미선 위생사 분들과 김광일 경영실장에게 진심으로 고마움을 전합니다.

항상 나의 곁에서 응원해주는 나의 아내와 세 아들에게도
"고맙습니다." "든든합니다."

CONTENTS

Ⅰ. 고객응대 프로토콜

1. 접수 시 8
2. 대기실에서 대기할 때 9
3. 진료실에서 진료팀 준비 10
4. 진료실에서 진료 시 11
5. 진료실에서 진료 후 12

Ⅱ. 임상술식 Critical Pathway

Panorama & Cephalo 촬영 14
1. 스켈링 (Scaling) 17
2. 치주치료 (Periodontal Treatment) 25
3. 근관치료 (Endodontic Treatment) 40
4. 크라운 (Crown) 50
5. 인레이 (Inlay) 67
6. 라미네이트 (Laminate) 81
7. 올 세라믹 & 지르코니아 (All Ceramic & Zirconia) 89
8. 포셀린 (Porcelain) 97

II. 임상술식 Critical Pathway

9. 치아미백 (Tooth Whitening) 105
10. 레진 (Resin) 112
11. 발치 (Extraction) 127
12. 임플란트 (Implant) 142
13. 부분 틀니 (Partial Denture) 158
14. 전체 틀니 (Full Denture) 168
15. 캐스트 포스트 (Cast Post) 178
16. 일반 포스트 (Post) 186
17. 교정 (Orthodontic Treatment) 193
18. 턱 관절 TMJ 202
19. 불소도포 209
20. 실란트 (Sealant) 215
21. 러버 댐 (Rubber Dam) 223
22. S.S 크라운 229
23. 간격유지(S.M) 장치 237
24. S.M Denture – FPD,RSM 245
25. 스트립 크라운 (Strip Crown) 252
- M.O.T. 100 체크리스트 260

Ⅰ. 고객응대 프로토콜

서비스에 최고는 없습니다. 고객을 열렬히 환영합시다.

고객응대 프로토콜

1. 접수시

태도/행동	고객응대
① 환자 내원 시 하던 일을 멈추고 일어서서 밝은 미소로 환자와 시선을 맞추고 인사한다.	"안녕하세요?"(15 °) 정중함을 담은 목소리로..
② 일어서서 응대하고 신환인지, 구환인지 체크한다.	• 신환의 경우 – 주소(C/C)확인 "어디가 불편하십니까?" "혹시 저희 병원에서 치료 받으신 적이 있으신가요?" • 구환의 경우 – "지난번 치료받으신 곳은 괜찮으세요?"
③ 신환의 경우 개인정보 수집, 활용 동의서에 인적사항을 기록할 수 있도록 도와준다.	• 신환 – "이쪽으로 오세요. 접수를 도와 드리겠습니다." • 구환 – "잠시만 기다리세요. 준비해 드리겠습니다."
④ Medical History 파악, 이전 치과에 대한 치료경험 확인	"저희가 알아야 하는 만성질환이나 수술 받으신 적 있으십니까? (정기적으로 드시고 계시는 약이나 저희가 알고 있어야 하는 질환이 혹시라도 있을까요?)", "최근에 치과 치료 받으신 적 있으세요? 그 때 불편한 점은 없으셨어요?"
⑤ 소개자 파악	"혹시 저희 병원을 소개한 분이라도 계십니까? 있으면, "OOO님 말씀이시죠? 저희가 잘 알고 있습니다." 없으면, "저희 병원을 찾아 주셔서 감사합니다."
⑥ 진료실까지 반드시 에스코트	"진료실로 모셔드리겠습니다." "예약환자분 치료 중 이시라 조금만 더 기다려 주세요."

고객응대 프로토콜

2. 대기실에서 대기할 때

태도/행동	고객응대
① 기다리는 것에 대해 미안함을 전하고 지속적으로 관심을 보인다. – 환자의 진료 후 중요약속을 체크한다. ◈ 예약환자와 신환이 동시에 대기할 경우 – 예약환자 먼저 안내하고 신환 환자분께는 상황설명을 한다. – 담당 원장님이 다른 경우 간혹 늦게 오신분이 먼저 들어가는 경우도 있는데, 이때 오해하지 않도록 설명 드린다.	"죄송합니다. 앞의 진료가 조금 늦어지고 있습니다. 약 10분 정도 더 기다려 주세요." "혹시 오늘 진료 끝나고 중요한 약속이 있으신지요?" "제 시간에 오셨는데 바로 진료하지 못해 죄송합니다." "지금 들어오시는 분은 예약을 하셔서 먼저 준비해 드리는 겁니다. 환자분도 바로 준비해 드리겠습니다. 잠시만 기다려 주세요." "담당 원장님이 다르셔서 먼저 준비해 드리는 겁니다. 환자분 담당 원장님도 곧 끝나시니 잠시만 기다려 주세요."
② 기다리는 동안 차를 대접하거나, 간단한 간식거리를 제공 한다.	"커피 한잔 드시겠어요?" "식사 안 하셨으면 빵 좀 드릴까요?"
③ 대기시간이 15분 이상일 경우, 진료실에 빈 체어로 모시고 가서 간단한 Scaling이나 TBI를 해드린다.	"기다리시는 동안 치아 관리하는 법을 가르쳐 드릴게요."

고객응대 프로토콜

3. 진료실에서 진료 팀 준비

태도/행동	고객응대
① 환자가 앉을 체어로 안내한 후 옷이나 가방을 받아준다. – 체어 준비대를 옆으로 치우고 환자가 앉을 위치를 정확히 가리킨다. – 짧은 치마를 입은 환자의 경우 무릎 담요나 큰 타월을 준비 한다.	"가방이나 옷은 제가 받아서 걸어 드리겠습니다." "이 쪽에 앉으세요." "다리 쪽에 무릎담요를 덮어 드리겠습니다."
② 자기소개를 하며 기본기구를 준비하고 환자용 컵을 환자가 보는 앞에서 Setting하며 에이프런을 해드린다.	"저는 OOO위생사 입니다. 원장님과 함께 진료를 도와드릴 겁니다." "원장님 모시고 오겠습니다."
③ 원장은 자기소개와 함께 주소(C.C)를 확인한다.	신환 –"이 부위가 아프신가 보내요." 구환 –"좀 차도가 있으세요?. 많이 힘드셨죠?"
④ Panorama or Standard X-Ray Taking을 Order한다. (필요시 구강카메라 사용)	"정확한 검사를 위해 사진을 먼저 찍어도 괜찮으시겠습니까?."
⑤ 질환원인과 진단결과 설명 후 오늘 어떤 치료를 하는지 설명 한다.	"이 치아는 이런이런 치료를 해야 합니다." ("전에 신경치료 받아 보셨네요 → 그 치료를 할 겁니다.") ※ 과거에 치료경험이 없는 진료를 받을 때는 비교적 자세히 설명해야 한다.

고객응대 프로토콜

4. 진료실에서 진료 시

태도/행동	고객응대
① 마취의 필요성을 설명한다.	"마취를 하기 위해 먼저 표면마취를 하겠습니다."
② 마취한다.	"치료를 위해 마취 하겠습니다."(무통마취기)
③ 마취 후 대기시간(10분) 동안 오늘 받을 치료에 대한 설명을 한다. 비급여 진료의 경우 미리 치료비를 알려준다. 발치환자는필요에 따라 전 투약 및 얼음 팩을 시행한다.	"오늘 치료비 OOO원 정도 예상하셔야 합니다."
④ 필요한 기구나 재료가 준비되면 진료를 시작한다. - 힘들어 하는 사인이 오면 반드시 진료를 멈춘다. - 특히 아픔을 느끼는 경우 2차 마취를 시행한다.	"체어를 움직이겠습니다." "치료도중 아프시거나, 힘드시면 왼손을 들어주세요." "힘드시겠지만 입을 좀더 크게 해주세요." (에어 시린지 사용 시) "바람 부는데 놀라지 마세요." (진료가 2/3이상 진행되면)"많이 했습니다. 조금만 힘내세요."
⑤ 진료가 끝나면 고생한 환자에게 격려와 칭찬을 하고 담당 위생사에게 주의사항을 지시한다.	"오늘 진료 잘 됐습니다. 힘드신 치료인데 잘 받으시네요. OOO위생사가 주의사항을 알려줄 겁니다. 잘 지키시고 다음 약속 때 뵙겠습니다."

고객응대 프로토콜

5. 진료실에서 진료 후

태도/행동	고객응대
① 에이프런을 풀어주고 체어에서 편안하게 나올 수 있도록 도와준다.	"밖으로 안내해 드리겠습니다."
② 주의사항 및 다음 치료에 대한 설명을 한다.	오늘 OOOO치료를 했습니다. 주의사항은 이렇습니다." "다음에는 OOOO치료를 하겠습니다."
③ 오늘 받은 치료에 대한 불편한 점을 체크해서 기록한다.	"오늘 불편한 점은 없으셨나요?"
④ 치료비를 수납한다. (포괄진료 시 분납인 경우, 반드시 치료비 기재란에 환자 사인을 받는다.)	"오늘 치료비가 얼마 나왔습니다."
⑤ 예약하고, 인사한다.	안녕히 가십시오." "O일 O시에 뵙겠습니다." ※ 모든 예약이 다 중요하지만 특히 수술이나, 보철 예약의 경우 환자가 직접 예약일과 시간을 선택해서 예약노트나 달력에 적도록 한다.

Ⅱ. 임상술식 Critical Pathway

- 모든 마취는 반드시 표면마취 → 무통마취기 → 필요한 경우 (통증을 느끼는 경우) 시린지를 이용한 2차 마취
- 편의상 본문에서는 "마취한다"로 하겠습니다.
- 본 매뉴얼에는 사전 지식 테스트와 교육 후 테스트가 임상술식 주제별로 첨부되어 있으니 평가자료로 활용하실 수 있습니다.
- 모든 보철물은 보철함 (보석함)에 넣어서 체어사이드로 이동

Panorama & Cephalo 촬영

■ Panorama 촬영

사전준비	파노라마 장비 컴퓨터 Easy Dent에 촬영할 환자를 검색 후 → Panorama 촬영 선택 → 장비를 "Ready" 상태로 준비 → 환자를 모시고 온다. "검사를 위해 치아 전체가 나오는 큰 사진을 찍겠습니다."
촬 영	– 방사선실로 안내 후 액세서리, 안경, 귀걸이, 목걸이, 틀니 등의 유무를 확인 후 잠시 제거 한다. "차고 계신 액세서리는 촬영을 위해 잠시 빼 주시겠어요?" – 두꺼운 외투를 입고 있을 경우 어깨가 걸릴 수 있으므로 잠시 탈의 한다. "사진을 찍을 때 어깨가 걸린 것 같습니다. 번거로우시겠지만 외투를 좀 벗어주시겠어요?" – 환자를 장비의 정면에 위치시킨 후 촬영포지션에 들어가기 전 높이를 맞춰 놓는다. (이때 환자가 혼자 억지로 장비 가까이 가거나 하는 경우가 있으므로 사전에 설명을 드린다.) "잠시 높이를 맞추겠습니다 잠시만 이쪽에 서 주십시오." – 환자를 촬영포지션에 위치시켜 상체를 똑바로 세워 허리를 피게 하고, 손잡이를 잡으라고 설명 후 다시 한번 정확하게 높이 조절을 해 환자의 고개나 숙여지거나 들리지 않도록 한다. "가슴 앞쪽에 손잡이를 잡아 보시구요, 허리는 똑바로 펴주시겠어요?" 환자의 턱을 받침대에 대고 바이트를 물도록 한다. "받침대에 턱을 대보시고, 앞니로 패인 곳을 살짝 물어보십시오." – 붉은색 빔(beam)이 정확한 위치에 오도록 환자의 고개를 조금씩 돌려 조정 "위치조정을 위해 고개를 조금만 조정 하겠습니다." 상하선 안면 정중선 좌우선 콧등과 아래 눈꺼풀의 사이(다크 서클 위치) – 조정이 완료되면 머리 위 레버를 돌려 환자의 머리를 고정 시킨다. – 환자에게 촬영시간 동안 눈을 감으라고 설명 후 촬영 버튼을 눌러 촬영한다. "잠시만 움직이지 마시고 눈을 감아주세요, 찍겠습니다." – 촬영이 완료된 후 저장 버튼을 누른다. – 환자의 머리 고정을 풀어주고 살짝 뒤로 물러서게 한 다음 진료실로 모신다. "수고하셨습니다. 자리로 안내해 드리겠습니다."

Panorama & Cephalo 촬영

■ Cephalo 촬영

사전준비	파노라마 장비 컴퓨터 Easy Dent에 촬영할 환자를 검색 후 → Cephalo 촬영 선택 → 장비를 "Ready" 상태로 준비 → 환자를 모시고 온다. "검사를 위해 치아 전체가 나오는 큰 사진을 찍겠습니다."
촬 영	– 방사선실로 안내 후 액세서리,안경, 귀걸이, 목걸이,틀니 등의 유무를 확인 후 잠시 제거 한다. "차고 계신 액세서리는 촬영을 위해 잠시 빼 주시겠어요?" – 두꺼운 외투를 입고 있을 경우 어깨가 걸릴 수 있으므로 잠시 탈의 한다. "사진을 찍을 때 어깨가 걸릴 것 같습니다. 번거로우시겠지만 외투를 좀 벗어주시겠어요?" – 촬영포지션에 들어가기 전 정면, 측면에 따라 고정대의 방향을 이동하고 대략적인 높이를 맞춰 놓는다. – (정면의 경우) 환자를 장비의 센서 부분을 바라볼 수 있도록 장비의 가운데로 모신다. – 환자를 가운데에 오게 한 후 다시 높이를 조정해 고정대의 귀 맞춤 부분이 환자의 귀 높이에 맞도록 높이를 조정한다. "높이 조정을 하겠습니다." – 고정대의 전면부분이 환자의 미간에 맞도록 높이 조정을 한다. – 고정대의 귀 부분을 환자가 불편감을 느끼지 않을 정도로 환자의 귀에 맞춰 고정한다. "움직이지 않도록 고정하겠습니다." – 고정이 완료되면 환자에게 눈을 감으라고 설명한 후 촬영을 눌러 촬영한다. "잠시만 움직이지 마시고 눈을 감아주세요. 찍겠습니다." – 촬영 종료 후 고정대를 풀고 환자를 잠시 대기시킨 후 고정대를 회전시켜 다른 방향의 촬영을 준비한다. "정면(또는 측면)은 찍으셨고 이제 다른 방향을 찍겠습니다." – 고정대 회전 후 전과정을 다시 반복한다. – 정면, 측면 촬영 종료 후 환자를 안내해 진료실로 모신다. "수고하셨습니다. 자리로 안내해 드리겠습니다."

1. 스켈링(Scaling)

- 환자분의 스켈링에 대한 올바른 인식과 잇몸관리에 대한 스스로의 동기유발이 중요합니다.
- 이전에 스켈링에 대한 경험과 인식에 관해 반드시 체크해야 합니다.

사전지식 테스트

스켈링

1. 정기적인 스켈링이 필요한 이유를 설명해 보세요.

2. 스켈링의 적당한 주기는 얼마입니까?

3. 스켈링에 필요한 준비도구는 무엇입니까?

4. 스켈링 시에 치아 각 부위별 어느 정도의 시간이 소요됩니까?

5. 스켈링의 주의사항을 설명해 보세요.

1. 스켈링

시술 개요

개념	치관과 치근에 붙어 있는 치석을 Scaler로 제거해 내는 것 치주치료 시 가장 첫번째 단계, 스켈링전 철저한 TBI교육을 통해 잇솔질의 중요성을 일깨워 준다.
치료의 목적	1) 치주병의 증상을 예방하고 개선하며 치료 : 치주조직의 치은염 완화와 치주조직의 회복 및 건강유지 2) 환자 스스로 유지 관리 할 수 있는 상태를 만들어 준다. (TBI, 자가 잇몸 상태 체크 능력)
발생원인	잘못된 잇솔질 방법으로 인한 플라그 침착
치료순서	1) 스켈링 –〉 다음 내원 시 Re– Scaling 2) 상악 스켈링(구치부 부터) → 양치 한번 → 하악스켈링(구치부 부터)→ 스테인, 니코틴 제거 → 소독
정기체크	Recall : 6개월 ~ 1년 간격으로 스켈링
비용	치주 관련 질환 치료차원에서 스켈링 : 보험 진료비 개인 위생을 위한 정기적인 스켈링 : 비보험 원

1. 스켈링

시술 준비

접점	진료실	준비내용
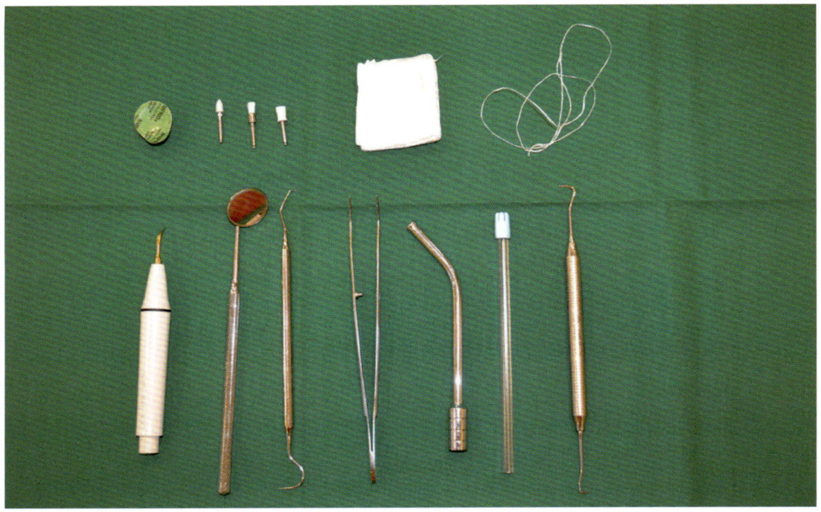		1. 기본기구 2. Ultra Sonic Scaler 3. 과산화수소 볼 4. 치실 5. Resin Polishing Bur 6. Rubber Cup 7. Pumice 8. 브리스틀 brush

1. 스켈링

시술 프로세스

프로세스	장소	시간	직무	고객응대
시술 전	진료실	5분	① 구강상태 설명 ② 스켈링 시 주의 사항 안내 ③ 케이스에 따라 스켈링 전,후 사진을 남겨둔다.	• (구강상태 전체를 리뷰하고 결과를 안내) • "지금부터 치석을 제거할건데, 많이 시리거나 아프실 경우 왼손을 살짝 들어주시기 바랍니다." • "물이 입안에 고일 수 있습니다. 코로 숨쉬시고 머금고 계세요. 물은 빼드리겠습니다." • 스켈링에 대해 막연한 거부반응을 가진 환자에게는 치주질환의 진행과정과 관리의 중요성을 일깨워 준다. • 필요 시 스켈링이란 단어보다 치주(잇몸)치료를 시작한다고 표현할 수도 있다.
시술 중		10~20분	① 스켈링 ② 흡연자의 경우 치아에 Stain이 있을 경우가 많으므로 Pumice, Rubber Cup, Resin Polishing Bur를 이용하여 Stain을 제거 한다. ③ 구치부터 시작하며, 하악 전치부를 가장 늦게 한다.	(스켈링 이동방향에 따라 미리 안내) "이번에는 앞니 부분 스켈링 하겠습니다." • Stain을 제거할 경우 Low Speed Handpiece사용 "약간 울리는 느낌이 드십니다."
시술 후		5분	① 주의사항 전달 ② 정기적인 스켈링의 필요성 안내 ③ 잇솔질 교습 ④ 필요 시 불소도포를 시행	• 잇몸, 치아 상태에 관한 추가 설명(치료가 필요한 경우) • "6개월에서 1년 간격으로 정기적으로 스켈링을 하시면 잇몸 건강을 위해서 도움이 됩니다. 그리고 내원하실 때 치아 상태를 전체적으로 점검 받을 실 수 있기 때문에 도움이 되실 겁니다." • 잇솔질 교습 참조 • "하루나 이틀 정도 들뜬 느낌. 부은 느낌이 드실 수 있습니다. 정상으로 돌아오니 걱정하지 마십시오. 너무 차갑거나 뜨거운, 자극적인 음식은 당분간 피해 주십시오."

1. 스켈링

TBI

프로세스	세부내용
동기유발	교육을 통하여 치주질환의 발생 요인, 증상, 잇솔질로써 치은염이 완화되는 원리를 교육
칫솔선택	구치부 치아를 2~3개 정도 덮을 수 있는 크기(3cm를 넘지 않는 것)의 부드러운 모 사용
치약선택	약마모성 세치제를 권장(치주질환, 과민성 치질, 치경부마모증이 있는 환자)
TBI설명	(환자와 거울을 함께 보며 시작~) 이를 닦기 전에 항상 기본으로 생각하셔야 할 것이 있습니다. 첫번째로 손목 힘을 이용해서 닦고, 두 번째는 윗니는 위에서 아래로 아랫니는 아래서 위로 입을 벌린 상태에서 닦아야 합니다. 윗니 안쪽부터 닦아 보겠습니다. 윗니 안쪽은 볼 근육이 있어서 너무 크게 입을 벌리면 칫솔이 잘 들어가지 않아 약간만 벌린 상태에서 닦아주셔야 합니다. 잇몸에도 많은 세균이 살고 있기 때문에 항상 잇몸도 함께 닦아주셔야 합니다. 잇몸은 세게 누르시지 마시고 살짝 마사지 한다고 생각하면서 칫솔은 45각도 정도로 주시고 내려오면서 잇몸과 이가 만나는 경계부위에서 2-3번 정도진동을 주시면서 밖으로 쓸어내려 주시면 됩니다. 한 치아 당 7-8번 정도 충분히 닦아주셔야 합니다. 이런 방법으로 어금니를 닦아 주시고 앞니는 칫솔을 세워서 하나하나 닦아 주시면 됩니다. 그리고 안쪽은 우리 눈에 잘 보이지 않아서 잘 닦이지 않는데 칫솔을 약간 비스듬하게 닦으면 더 효과적으로 닦을 수 있습니다. 이런 방법으로 아랫니도 닦아 주시면 됩니다. 그리고 어금니 제일 안쪽 뒷부분은 칫솔의 끝을 이용해서 닦아 주셔야 됩니다. 마지막으로 혀에도 세균이 많이 살고 구취의 원인이 되기 때문에 처음부터 세게 닦으면 구토증상이 생기니 앞쪽부터 살살 닦아 줄 수 있도록 해야 합니다. 이렇게 이를 닦으면 손목도 아프고 시간도 많이 걸리십니다. 하지만 하루에 한번이라도 이러한 방법으로 닦아주셔야 합니다. 처음에는 힘드시겠지만 익숙해 지면 편하게 닦을 수 있을 테니 거울을 보고 닦는 연습을 하십시오. 그리고 안 닦이는 부위부터 먼저 닦을 수 있도록 하시고 임의로 순서를 정해서 닦으시면 더 효율적으로 닦으실 수 있을 겁니다. 잇솔질은 하루에 네번(식후, 취침 전) 정도 해주세요. 취침시 입안의 세균의 활동이 왕성하기 때문에 취침 전에는 꼭 잇솔질을 해주셔야 합니다. 잇몸상태에 따라 치실과 치간칫솔도 함께 사용해 주세요.

1. 스켈링

상담

FAQ

Q. 스켈링 하고 나면 치아 사이가 벌어지는 것 같아요

A. 치석으로 인해 잇몸이 파괴 되었기 때문에 치석을 제거 하고 나면 그 공간이 보여지는 것입니다.

공간이 보기 싫어 치석을 제거하지 않고 그대로 두면 뼈는 계속 파괴되어 그 공간이 더 커질 것입니다.

ex) 음식물 찌꺼기가 낀 바구니 비유

Q. 스켈링 하면 치아가 더 시린 것 같아요.

A. 예를 들어 추운 겨울날 입고 있던 외투를 갑자기 벗으면 몸이 추운 것을 느끼는 것처럼 치석으로 인해 잇몸이 파괴되어 있는 치아도 치석을 제거하면 치아의 뿌리면이 노출되어 더 시린 증상이 나타납니다.

치주질환이 심해진 경우 완전히 없어지진 않지만 시린 증상은 잇몸이 치유되면서 서서히 괜찮아 지실 겁니다. 보통 1주에서 길게는 2주까지 증상이 있을 수 있습니다. 그 기간 동안 찬 음식 드시는걸 주의하세요. 불소도포를 하시면 증상 완화에 도움을 줄 수 있습니다.

Q. 보험이 되나요?

A. 무조건 보험이 되는 것은 아닙니다.

원장님께서 잇몸 전체를 볼 수 있는 사진을 보고 환자 분의 잇몸 상태를 확인한 후 잇몸치료가 필요한 경우는 보험적용이 되지만 건강한 잇몸을 계속 유지하기 위한 스켈링은 보험적용을 받지 못합니다.

Q. 스켈링은 얼마 간격으로 받아야 하나요?

A. 잇몸이 건강하고 관리가 잘 되시는 분은 보통 6개월~1년 간격으로 받으시면 좋고 잇몸이 나빠 잇몸치료를 필요로 하는 분은 3개월 간격으로 평생 관리를 받으셔야 합니다.

Q. 스켈링은 치아를 깎아내는 게 아닌가요?

A. 스켈링은 초음파를 이용하여 치아에 붙어있는 치석을 떨어뜨리는 것으로 치아를 삭제하는 것은 아닙니다.

교육 후 테스트

【스켈링】

1. 정기적인 스켈링의 필요성을 고객에게 설명해 보세요. (역할극)

2. 스켈링의 비용은 얼마입니까?

3. 스켈링 과정 중 불편해 하는 고객을 위해서 어떠한 조치를 취해드려야 합니까?
    1) 소리에 민감한 분
    2) 많이 시려하는 분
    3) 코로 숨쉬기 어려운 분
    4) 치석이 많은 분
    5) 스켈링에 대해 부정적인 분

4. TBI를 고객에게 설명해 보세요. (역할극)

5. 스켈러의 치아부위별 사용위치와 사용 시 주의사항을 설명해 보세요.

2. 치주치료 (Periodontal Treatment)

- 치주낭(Pocket)을 없애야 합니다.
- 외상성 교합을 없애줘야 합니다.
- 음식물이 끼는 것을 예방 및 치료해야 합니다.

사전지식 테스트

치주치료

1. 치주질환의 단계별 증상을 설명해 보세요.

2. 치주치료는 어떤 순서로 진행됩니까? 진료과정에서 여러분의 역할은 무엇입니까?

3. 치주 치료에 필요한 준비도구와 사용법 및 관리방법을 설명해 보세요.

4. 치주치료 시 방사선 촬영과 마취가 필요한 이유는 무엇입니까?

2-1. 치주 치료

시술 개요

개념	치주조직에 생기는 염증과 감염으로 인한 농양, 골 파괴 등의 질병
치료의 목적	1) 치주병의 증상을 예방하고 개선하며 치료 : 치주조직의 치은염 완화와 치주조직의 회복 및 건강유지 2) 환자 스스로 치료의 중요성과 동기유발을 부여하고 유지 관리 할 수 있는 상태를 만들어 준다.
발생원인	1) 전신적인 원인 : 당뇨병, 임신, 전신질환 유전적 요인 등.. 2) 국소적인 원인 : 치태, 치석, 불량 보철물, 부정교합..
증상	1) 치은의 염증(발적, 종창, 출혈) 2) 치주 치주낭(Pocket)의 형성, 치주낭(Pocket)서의 배농 3) 치조골의 흡수 4) 치은 퇴축 5) 치아의 동요 6) 구취의 증가 7) 치아의 병적이동 등 8) 찬물에 시림 9) Food Impaction
치료순서	스켈링 → 치주소파술 → 치주수술(필요 유무에 따라 선택적 치료) → 유지 관리
비용	잇몸 치료비, 치태조절보험진료비 청구 Recall Scaling – 보험진료비 청구 치주 리콜시 – 원

2-1. 치주 치료

시술 준비

접점	진료실	준비내용
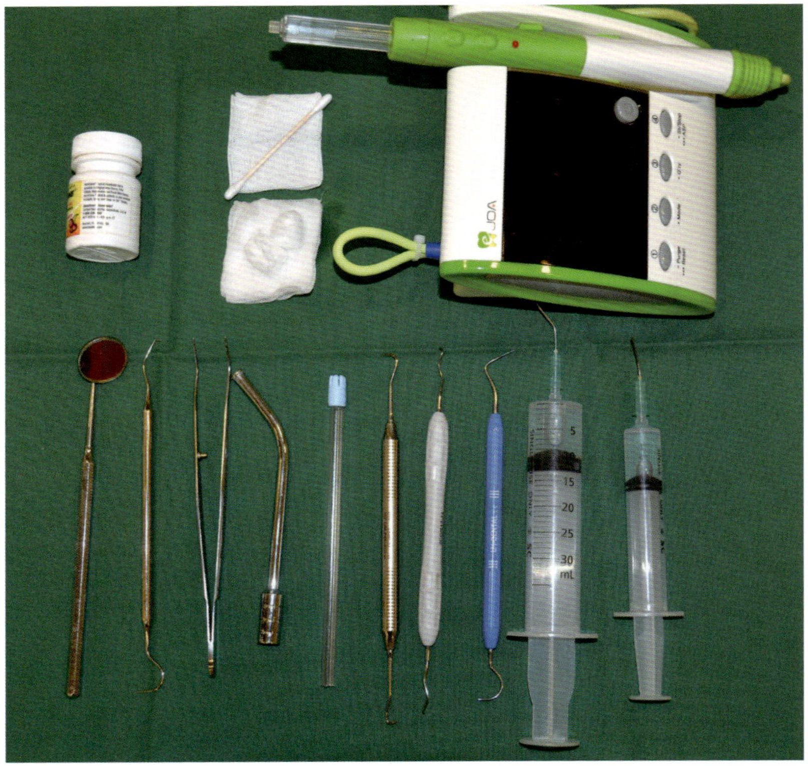		1. 기본기구 2. 마취재료 3. Sickle Scaler 4. Universal Curette 5. Probe 6. 30cc Saline Syringe 7. H2O2 8. 헥사메딘

2-1. 치주 치료

시술 프로세스

프로세스	장소	시간	직무	고객응대
시술 전	진료실	5분	① 환자의 치주상태 설명 ② 스켈링 시 주의 사항 안내 ③ Re-Scaling 필요성 안내 (잇몸치료 일주일 전에 시행해야 함. S.C → 일주일 후 Re S.C → Cu)	• 조금 전에 촬영했던 x-ray (파노라마)를 보시면 환자분의 잇몸상태는~(설명) • "지금부터 치석을 제거해 드릴텐데 많이 시리거나 아프실 경우 왼손을 살짝 들어주시기 바랍니다." • "일주일 후 부었던 잇몸이 가라 앉으면 보이지 않았던 치석이 보이기 때문에 한번 더 내원하셔서 치석제거를 받으셔야 합니다."
시술 중	진료실	10분~15분	① 파노라마 준비, 치료부위 확인 ② 마취 ③ Probing ④ Curettage : 치석제거, 치근활택술, 치주낭내 염증조직제거 ⑤ Dressing : 시술부위와 치주낭내	• "마취 하겠습니다." "마취하실 때 조금 따끔하십니다."(손을 살짝 잡아준다.) "5~10분 후 마취가 충분히 되면 시작하겠습니다." • "오늘은 ㅁㅁㅁ 부위 잇몸치료를 하겠습니다. 전체적으로 마취를 하시면 많이 힘드시고 불편하시기 때문에 부위를 나눠서 부분부분 치료를 진행하겠습니다." • "소독약입니다. 삼키지 마시고 잠시만 머금고 계세요. 맛이 이상하실 겁니다.
시술 후	진료실	5분	① 주의사항 전달 ② 잇솔질 교습	• "마취가 1~2시간 정도 계속되며 깨면 아플 수 있습니다. 진통이 심한 경우 일반 진통제를 드셔도 됩니다." • "치주치료 후 들뜬 느낌 이나 부은 느낌이 드실 수 있습니다. 컨디션이 안 좋은 경우 더 그러실 수 있습니다." • 잇솔질 교습 참조
팔로업	리콜	5분	① 일주일 후 Re-Scaling ② 3~7일 간격으로 4~6부위로 나눠 잇몸치료 ③ 3개월마다 정기관리 (선택적 잇몸치료) - Hand Scaling, - Plaque Control	• "지난 번 시술 후 시리거나 아픈 부분은 없었습니까?" • 치료할 부위에 관한 설명과 시술 후 주의사항 안내

2-1. 치주 치료

상담

상담포인트
치주 질환의 특징에 대한 설명 – 단계별 진행속도와 증상에 대하여 설명하고 경우에 따라 단계별 사진이나 그림을 이용한다. 1. 비가역적인 질환 : 한번 파괴된 잇몸과 뼈는 재생이 되지 않습니다. 2. 통증이 말기에 나타남 : 서서히 진행되는 완치가 없는 만성 질환이므로 초기에는 통증이 없습니다. 3. 충치와 달리 모든 치아에 동시에 발생합니다. 4. 치료를 늦게 받을수록 치료결과가 안 좋습니다. 5. 유전적 요소가 강합니다. 6. 염증을 없앨 수 있으나 말기까지 진행된 치아는 재생이 불가능하여 뽑을 수 밖에 없습니다. 7. 치료 후 더 불편감을 느낄 수 있습니다. (치주질환 치료 후 나타나는 불편감(벌어져 보이거나 길어 보임, 시린 증상, 흔들림)에 대한 사전 설명과 증상체크를 한다. 8. 재발이 잘 됩니다. 9. 평생 치료를 받아야 합니다.

FAQ

Q. 마취는 언제 풀리나요?

A. 개인의 차가 있으나 보통 1~2시간 정도 지나면 풀립니다. 마취가 풀리면 조금 아플 수 있으나 크게 걱정은 안 하셔도 됩니다. 혹 많이 아플 경우 진통제를 드셔도 됩니다.

Q. 몇 번이나 받아야 하나요?

A. 잇몸치료는 치아를 윗니 3부위, 아랫니 3부위로 나누어 총 6부위를 합니다. 일주일 간격으로 한 부 위씩 받게 됩니다.

Q. 잇몸치료를 한번에 다하면 안되나요?

A. 마취를 다하고 해야 하기 때문에 환자분이 많이 힘드시고 무엇보다. 보험 적용을 받으시려면 일주일에 한 부위씩 한번밖에 할 수가 없습니다. 피치 못하게 내원하시기 힘드신 경우 다소 치료가 힘들더 라도 환자분이 원하시면 원장님께 부탁드려 보겠습니다.

Q. 약 처방은 따로 없나요?

A. 원장님 보시고 잇몸이 많이 안 좋은 경우는 처방전이 나가나 그렇지 않은 경우는 약을 드시지 않아도 됩니다. 혹 치료 후 많이 아프시면 일반 진통제 드셔도 됩니다.

Q. 잇몸치료 하고 나면 좋아지나요?

A. 잇몸치료를 한다고 해서 소실된 뼈가 재생 되는 것은 아닙니다. 그러나 치료를 받으므로 인해서 지금의 잇몸 상태를 최대한 유지. 관리할 수 있게 해드리는 것 입니다.

Q. 이번 잇몸치료를 받고 나면 또 언제 받아야 하나요?

A. 잇몸질환은 당뇨나 혈압처럼 만성질환의 일종으로 필요한 경우 3~6개월 마다 정기체크 및 치료를 받으셔야 합니다.

2-1. 치주 치료

T B I

프로세스	세부내용
동기유발	교육을 통하여 치주질환의 발생 요인, 증상, 잇솔질로써 치은염이 원화되는 원리를 교육
칫솔선택	구치부 치아를 2~3개 정도 덮을 수 있는 크기 (3cm를 넘지 않는 것)의 부드러운 모 사용
치약선택	약마모성 세치제를 권장 (치주질환, 과민성 치질, 치경부마모증이 있는 환자)
TBI설명	환자와 거울을 함께 보며 시작~ 이를 닦기 전에 항상 기본으로 생각하셔야 할 것이 있습니다. 첫째로 손목 힘을 이용해서 닦고 두 번째는 윗니는 위에서 아래로 아랫니는 아래서 위로 입을 벌린 상태에서 닦아야 합니다. 윗니 안쪽부터 닦아 보겠습니다. 윗니 안쪽은 볼 근육이 있어서 너무 크게 입을 벌리면 칫솔이 잘 들어가지 않아 약간만 벌린 상태 에서 닦아주셔야 합니다. 잇몸에도 많은 세균이 살고 있기 때문에 항상 잇몸도 함께 닦아주셔야 합니다. 잇몸은 세게 누르지 마시고 살짝 마사지 한다고 생각하면서 칫솔은 45각도 정도로 주고 내려오면서 잇몸과 이가 만나는 경계부위에서 2-3번 정도 진동을 주면서 밖으로 쓸어내려 주시면 됩니다. 한 치아 당 7-8번 정도 충분히 닦아주셔야 합니다. 이런 방법으로 어금니를 닦아 주고 앞니는 칫솔을 세워서 하나하나 닦아 주시면 됩니다. 그리고 안쪽은 우리 눈에 잘 보이지 않아서 잘 닦이지 않는데 칫솔을 약간 비스듬하게 닦으면 더 효과적으로 닦을 수 있습니다. 이런 방법으로 아랫니도 닦아주시면 됩니다. 그리고 어금니 제일 안쪽 뒷부분은 칫솔의 끝을 이용해서 닦아 주셔야 됩니다. 마지막으로 혀에도 세균이 많이 살고 구취의 원인이 되기 때문에 처음부터 세게 닦으면 구토증상이 생기니 앞쪽부터 살살 닦아 줄 수 있도록 해야 합니다. 이렇게 이를 닦으면 손목도 아프고 시간도 많이 걸립니다. 하지만 하루에 한번이라도 이러한 방법으로 닦아주셔야 합니다. 처음에는 힘드시겠지만 익숙해 지면 편하게 닦을 수 있을 테니 거울을 보고 닦는 연습을 하십시오. 그리고 안 닦이는 부위부터 먼저 닦을 수 있도록 하시고 임의로 순서를 정해서 닦으시면 더 효율적으로 닦으실 수 있을 겁니다.

교육 후 테스트

【 치주 치료 】

1. 치주치료의 필요성에 대해 설명해 보세요.

2. 치주치료의 진행 순서를 설명해 보세요.

3. 치주치료 시행 전에 고객에게 치료에 관해 안내해 보세요. (역할극)

4. 건강한 잇몸을 갖기 위해 고객(환자)이 치료 후에 스스로 어떤 관리를 해야 합니까?

5. 잇몸 치료 후 홈폰(해피콜)이나 리콜은 어느 정도 시간이 지나고, 얼마나 자주 시행해야 합니까?

6. 치주치료 시 주의할 사항에 대해 설명해 보세요.

사전지식 테스트

【 치주 수술 】

1. 치주 수술의 종류에 대해 설명해보세요.
   ① 치은박리소파술 :
   ② 치은절제술 :
   ③ 치관연장술 :
   ④ 골절제술 :
   ⑤ 골 성형수술 :
   ⑥ 골 이식수술 :

2. 치주 수술 시 필요한 준비도구에 대해서 설명해 보세요.

3. 치주 수술 시 필요한 무통마취에 대해 설명해 보세요.

2-2. 치주 수술

시술 개요

개념	1) 치은박리소파술 : 치은 및 점막에 생긴 치주낭이나 비정상적인 골조직을 제거하는 수술 2) 치은절제술 : 치은조직의 비대가 생긴 경우 생리적으로 정상적인 치은의 형태를 회복시키기 위하여 치은을 절제하는 술식 3) 치관연장술 : 치아우식증으로 인해 치관부의 파절선이 치은연하나 치조정 하부까지 확장되어 있는 경우 임상 치관의 길이를 증가시켜주는 술식 4) 골 절제술 : 치주섬유가 부착되어 있는 비정상적인 치조골을 제거 5) 골 성형술 : 치주섬유가 부착되어 있지 않은 치조골 부분을 다듬어서 골을 재형성을 도모 6) 골 이식술 : 치근주위의 염증을 제거하고 치근 활택술을 시행한 후 살아있는 골조직을 취하여 골편을 다져 넣어 치아 주위의 골조직을 강하게 보완
치료의 목적	1) 치주병의 증상을 예방하고 개선하며 치료 : 치주조직의 치은염 완화와 치주조직의 회복 및 건강유지 2) 환자 스스로 유지 관리 할 수 있는 상태를 만들어 준다.
발생원인	잘못된 잇솔질 방법과 생활습관으로 인한 플라그 침착
정기체크	리콜 : 6개월 ~1년 간격으로 스켈링
비용	치주수술 : 보험적용 인공뼈 이식 : 원 (용량에 따라 차이) 치관연장술 : 원

2-2. 치주 수술

시술 준비

<table>
<tr><th>접점</th><th>진료실</th><th>준비내용</th></tr>
<tr><td colspan="2">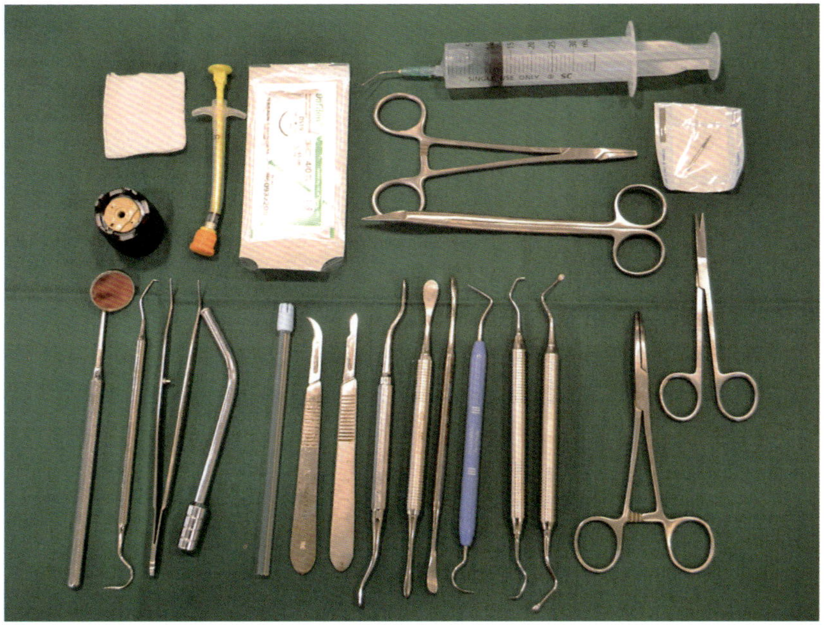</td><td>1. 수술용 기본기구
2. 마취재료
3. Blade No 12, 15
4. Periosteal Elevator
5. Probe
6. Surgical Curette
7. Universal Curette
(Surgical Chisel, Surgical File)
8. Bone Rongeur,
9. Tissue Scissor
10. 외과용 Bur
11. 4/0 Black Silk
12. Needle Holder
13. Dean Scissor
14.멸균 거즈
15.Saline
16.인공뼈
17.Kelly
18.Metal Suction Tip</td></tr>
</table>

2-2. 치주 수술

시술 프로세스(1)

프로세스	장소	시간	직무	고객응대
시술 전	진료실	5분	구강상태 설명	• 구강상태 전체를 리뷰하고 결과를 안내한다. • "지금부터 치석을 제거해 드릴 텐데 많이 시리거나 아프실 경우 왼손을 살짝 들어주시기 바랍니다."
시술 중		20분	1) 치관연장술 : 마취 → 수술기구 준비 → 치은절제 → 큐렛을 이용하여 육아조직을 제거 → 치석제거 → 소독 → 봉합 → 소독	• "마취하실 때 조금 따끔하십니다." (손을 살짝 잡아준다.) • "5~10분 후 마취가 충분히 되면 시작하겠습니다."
		20분	2) 치은절제술 : 마취 → 수술기구준비 → 치주낭의 표시 → 치은절제 → 변연치은과 치관유두의 절제 → 큐렛을 이용하여 육아조직을 제거 → 치석과 괴사성 백악질을 제거하고 치근을 활택 → 생리적 치은 형태의 형성 → 소독 → 치주포대의 부착	• 수술부위가 항상 적절한 조명을 받도록 보조자 등을 조절 수술시야의 확보(입술, 혀, 뺨, Flap 등을 기구로 잡아 당기거나 밀어젖혀 주어야 함) Suction Tip을 사용하여 혈액, 타액, Saline 등을 흡입하여 수술 시야를 청결하게 유지하되 원장님 시야를 가려서는 안됨
		30분	3) 치은박리 소파술 : 마취 → 수술기구 준비 → 절개 → 판막을 젖힌다 → 절개된 치은 조직 및 육아조직을 제거 → 치석제거와 치관 활택술 → 치조골 수술 → 소독 → 판막을 재위치 시키고 봉합 → 소독 → 생리식염수를 적신 거즈를 판막 위에 위치시켜 3~5분간 압박 → 치주포대 부착	• 입술, 뺨, 혀의 보호 • 지혈 • 환자가 진료에 협조 할 수 있도록 "○○○님 힘드시겠지만 조금만 더 크게 아~해주세요"
			4) 골 절제술 & 골 이식술 : 마취 → 수술기구 준비 → 절개 → 판막을 젖힌다 → 절개된 치은 조직 및 육아조직을 제거 → 잔존 치석과 연하백악질을 제거 → 치조골 수술 → 소독 → 인공뼈 이식 → 판막을 재위치 시키고 봉합 → 소독 → 치주포대 부착	

시술 프로세스(2)

프로세스	장소	시간	직무	고객응대
시술 후	상담실	5분	시술 후 주의사항 전달	• "OOO님 수고 많으셨습니다. 잘 협조해 주셔서 시술이 잘 마무리 되었습니다." • "주의사항을 안내해 드리겠습니다." – 마취가 풀리면 아플 수 있습니다. 미리 약을 드셔도 됩니다. – 약은 가글액 포함 3일분 입니다. 아침, 저녁으로 하루에 두 번 드시면 됩니다. 혹 아프지 않더라도 약은 3일분 다 드셔야 합니다. 항생제가 들었기 때문에 약효를 잘 보시려면 끝까지 다 드셔야 합니다. – 내일 소독을 받으러 나오셔야 합니다. – 수술 받은 부위는 잇솔질을 하시면 안됩니다. 대신 가글(헥사메딘)을 하세요. – 일주일 후 실밥을 푸셔야 합니다. 그전에 실밥이 풀리더라도 놀라지 마십시오. – 뼈 이식을 한 경우 뼈 가루가 조금씩 나올 수 있으나 걱정 안하셔도 되며 삼키시면 됩니다. – (치주팩을 시행한 경우) 보이는 것에 너무 신경 쓰지 마시고 혹여 떨어지더라도 놀라지 마세요.
정기체크	진료실	10~15분	리콜 : 6개월 ~1년 간격으로 스켈링	• 문자 메세지 : OOO님 치주질환 예방을 위해 6개월에 한번씩 정기적으로 스켈링을 받으실 시기입니다. 전화 예약 하시고 방문해 주세요. • 전화통화 : "안녕하세요. OOO치과입니다. 지난 수술 이후 불편한 점 특별히 없으신가요? 지난번에 저희가 알려드린 잇솔질 방법대로 하고 계신지요? 지속적으로 신경 쓰셔서 관리하시면 치주질환이 예방될 수 있으니 관리 잘 해주시기 바랍니다. 지난번에 설명 드린 대로 6개월, 1년 간격으로 스켈링을 받으시는 것이 좋은데 언제 시간 가능하신지요? 나오실 수 있는 시간을 알려주시면 예약해 드리겠습니다."

2-2. 치주 수술

상담

상담포인트

치관연장술과 뼈 이식을 시행할 경우 시술부위를 눈으로 확인시켜 주어 꼭 시술이 필요하다는 것을 인식시켜 주어야 함.
(비용이 많이 들기 때문에 환자분 부담을 많이 느낌)
필요 시 포토촬영

FAQ

Q. 수술할 때 아프지 않나요?

A. 부분 마취를 하고 수술을 하기 때문에 수술 중에는 심한 통증은 없습니다.
걱정 안 하셔도 됩니다.

Q. 마취가 풀리면 아픈가요?

A. 마취가 풀리면 개인차에 따라 어느 정도의 통증이 있지만 바로 약을 복용하기 때문에 걱정하시는 것 만큼 아프지는 않으실 겁니다. (웃으면서) 걱정하지 마세요.

Q. 실밥은 언제 푸나요?

A. 일주일 뒤에 실밥을 푸실 겁니다.
혹 실밥이 자연적으로 풀릴 수도 있으나 풀리더라도 놀라지 마세요.

Q. 수술 부위는 언제쯤 아무나요?

A. 개인차가 있으나 3주정도 지나면 보통은 괜찮아 집니다.
완전히 좋아지려면 1달 정도는 있어야 합니다.

교육 후 테스트

【 치주 수술 】

1. 치주 수술의 6가지 종류와 개념을 설명하세요.

2. 치주 수술 후 주의사항을 고객에게 설명하세요. (역할극)

3. 치주 수술 후 어떤 방법과 내용으로 고객에게 정기체크를 해드려야 합니까?

4. 치주 수술 비용에 관해 상담해 보세요. (역할극)

3. 근관치료 (Endodontic Treatment)

- 크라운 할 자신이 없는 근관치료는 임시사용 목적 외에는 하지 않습니다.
- 치근단공 개방(Apical patency)을 확인합니다.
- 근관치료를 하기로 했으면 100% 성공할 수 있는 자신감에서 출발
  - 크라운 할 자신이 없으면 하지 않거나(치료계획 변경)또는 리퍼합니다.
  - 컴퓨터단층촬영에서 확인해 보면, 근관치료를 잘해도 실패할 치아를 치료하는 경우가 꽤 있다고 판단됩니다.
- 교합면 삭제와 정확한 작업장 길이에 유의 하십시오.
- 충전 후 불편감을 최대 1~2개월 기다릴 수 있습니다.
- 재 근관치료나 치근단 병소가 있으면 MTA Filling을 고려합니다.

사전지식 테스트

근관 치료

1. 근관치료란 무엇입니까?

2. 어떤 경우 근관치료를 권해 드립니까?

3. 근관치료 시술과정에 필요한 준비사항을 설명해보세요.

4. 근관치료의 주의사항에 대해 설명해 보세요.

3. 근관치료

시술 개요

개념	이환된 치아의 근단공을 생물학적으로 폐쇄하여 근관과 외부조직과의 교통을 차단하여 치주조직을 건강하게 회복시키는 술식.
발생원인	1. 기계적 자극 – 외상 : 싸움 운동경기, 교통사고, 추락, 이갈이, 손톱 깨물기, 치과시술중의 우발적 상황 2. 화학적 원인 3. 세균학적 원인 – 세균의 침투 경로는 우식증, 천공, 치은염증의 확산, 혈관을 통한 전파.
치료순서	발수 → 근관 확대 및 근관장 측정 → 근관 세척 → 근관 충전
팔로업	1. 근관치료는 3~4일 간격으로 치아당 3~4회 정도 내원하게 한다. (치료간격이나 횟수는 경우에 따라 달라질 수 있다.) 2. 근관충전 후 Resin Core나 Miracle Core 또는 Post (Para, Cast) 약속을 한다. (대게 약속은 충전 후 1일 이후로 한다.– Sealar경화시간)
비용	1. 근관치료 : 보험적용 2. Core : 원 3. Core & Post : 원

3. 근관치료

시술 준비(1)

점점	진료실	준비내용
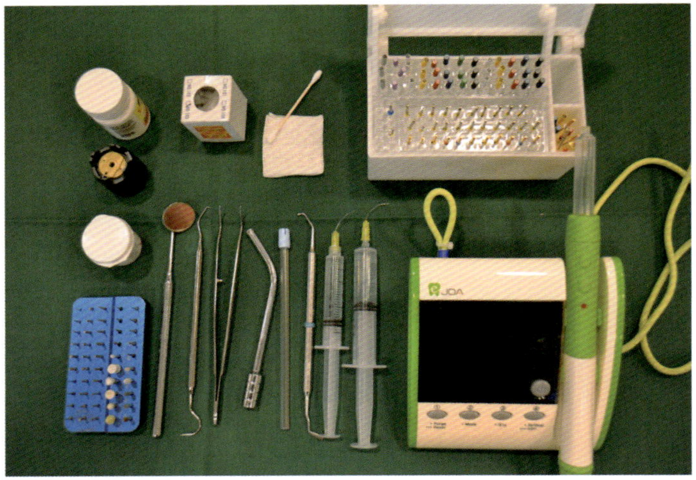 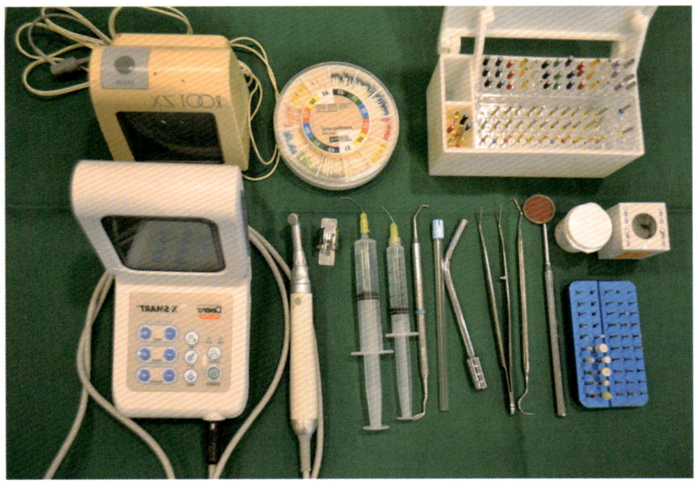		[1일 : AO/PE] 1. 기본기구 2. 마취재료 3. File(K,H) 4. Ni-Ti File 5. Bur Set 6. Saline 7. NaOcl 8. Cotton Pellet 9. Stopper 10. Caviton [2일 : C/E] 1. 기본기구 2. File(K,H) 3. Root ZX 4. Bur Set 5. Endo Engine 6. Gate Glidden Drill 7. Paper Point 8. Ruler 9. Saline 10. NaOcl 11. Cotton Pellet 12. Stopper 13. Caviton

시술 준비(2)

접점	진료실	준비내용
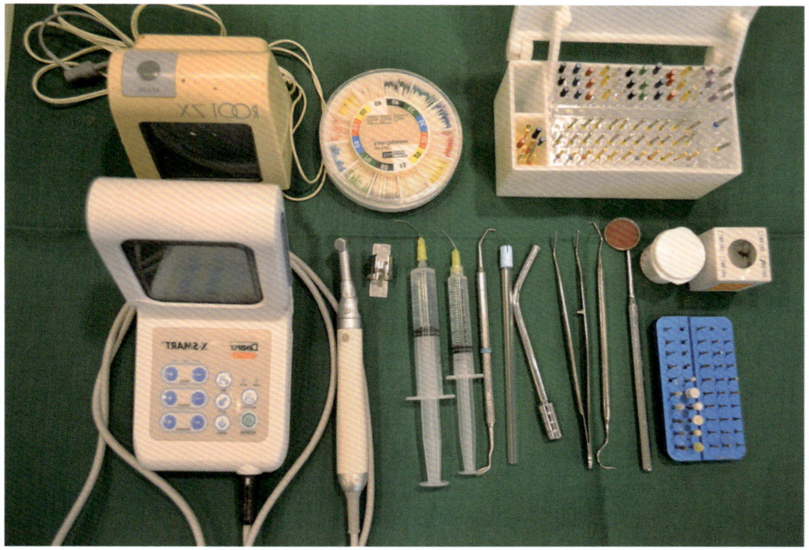		[3일 : C/I] 1. 기본기구 2. File(K,H) 3. Root ZX 4. Bur Set 5. Endo Engine 6. Gate Glidden Drill 7. Paper Point 8. Ruler 9. Saline 10. NaOcl 11. Cotton Pellet 12. Stopper 13. Caviton

시술 준비(3)

접점	진료실	준비내용
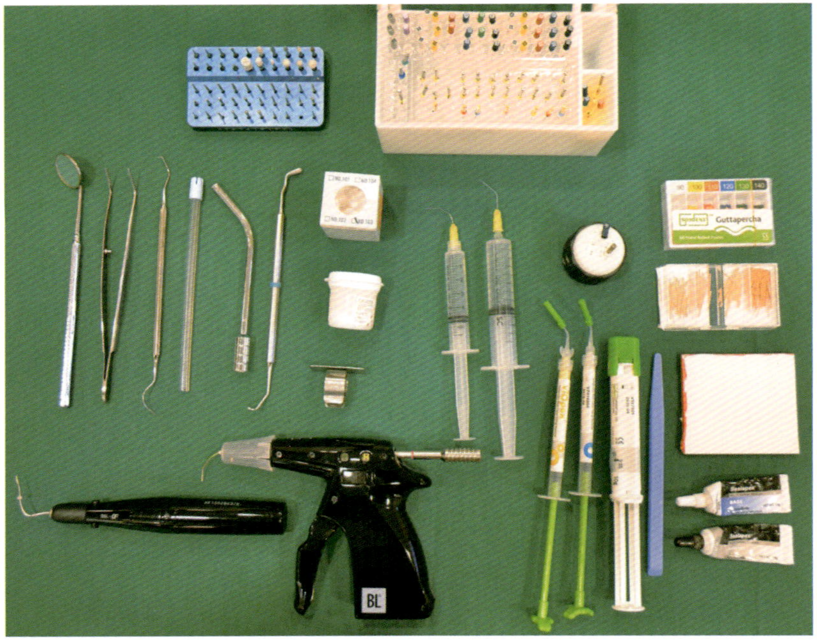		[4일 : C/F] 1. 기본기구 2. File(K.H) 3. Bur Set 4. Paper Point 5. Gutta Percha Cone 6. Accessory Cone 7. Canal Sealer 8. Ruler 9. Finger Spreader 10. Saline 11. NaOcl 12. Cotton Pellet 13. Stopper 14. Caviton 15. B & L Obturator 16. Mixing Pad 17. Spatula

3. 근관치료

시술 프로세스(1)

프로세스	장소	시간	직무	고객응대
시술 전	진료실	1일 (30분)	[A/O, P/E] ① 해당치아의 개별사진을 촬영한다. ② 마취를 시행한다. ③ 와동을 형성한다. (감염이나 염증 등이 야기된 치관부의 조직들을 제거,부분적 근관 확대와 Occlusal Reduction도 같이 시행한다.) ④ 교합면을 삭제한다. ⑤ 치수강을 개방하고 발수를 한다. ⑥ NaOcl, Saline으로 근관을 세척한다. ⑦ Bleeding Control을 확실히 시킨 후 Cotton Pellet 과 Caviton으로 가봉한다.	• "마취하실 때 조금 따끔하십니다." (손을 살짝 잡아준다.) "5~10분 후 마취가 충분히 되면 시작하겠습니다." "마취 느낌이 드세요?" 와동 형성 시-입에 물이 많이 고이는데 삼키시지 마시고, 코로 천천히 숨쉬시면 됩니다. 많이 불편하시면 왼손을 들어 주십시오. • 근관세척 시 NaOcl이 입안으로 흘러들어가지 않도록 석션에 주의한다. • 임시가봉 후"약제가 완전히 굳는데 30분 정도 걸립니다. 그 동안 씹어 드시는 음식은 삼가하는 게 좋습니다.", "신경치료 첫날은 많이 아프실 수 있습니다. 통증 시 진통제 드십시오."매번 신경치료 후"신경치료 받으시는 치아 쪽으로는 식사하시면 안됩니다. 반대편으로 식사하세요.
		2일 (30분)	[C/E] ① 필요 시 마취한다. ② 가봉제를 제거한다. ③ 근관을 세척한다. ④ Root ZX를 이용하거나, 개별사진촬영을 통해 W.L(근관장길이)를 측정한다. ⑤ 근관을 확대한다. 최종 근관확대 파일 번호를 차트에 기록한다. ⑥ Saline으로 근관을 세척하고, Paper Point로 근관을 건조시킨다. ⑦ Cotton Pellet과 Caviton으로 가봉한다.	• 아프지 않았는지 확인한다. (진료중에 중간중간 확인한다.) "아프시면 왼손을 들어주세요."

시술 프로세스(2)

프로세스	장소	시간	직무	고객응대
시술 중	진료실	3일 (30분)	[CF] ① 가봉제를 제거한다. ② 치아의 통증유무와 Bleeding여부를 확인하고 근관을 세척한다. ③ MAF에 맞는 Paper Point로 근관을 건조한다. ④ Gutta Percha Master Cone을 시적해 본다. ⑤ Gutta Percha Master Cone을 삽입하면서 Sealer를 근관벽에 도포한다. ⑥ Finger Spreader를 사용해 Master Cone을 한쪽 근관벽으로 밀착 및 성형한다. ⑦ Accessory cone을 삽입한다. ⑧ Spreading과 GP cone을 삽입을 반복 시행한다. ⑨ Cutter로 치은연하방 1mm이하로 GP Cone을 제거한다. ⑩ GP Cone 조각과 Sealer를 깨끗이 제거한다. ⑪ Cotton Pellet과 Caviton으로 가봉한다. ⑫ Filling한 치아의 개별사진을 촬영한다.	• 아프지 않았으면 신경치료 마무리 할 것임을 설명한다. • Cutting시- "뜨겁습니다. 아~크게 하십시오." • 충전후-"신경치료가 끝나셔도 보철물이 올라가기 전까지는 반대편으로 식사하세요." • 신경치료가 잘 되었는지 X-ray촬영을 한다. "오늘은 신경치료 마무리 하신 날이라 약간의 통증이 있을 수 있습니다. 점차 나아 지실 겁니다. 혹시 통증이 계속되면 내원해 주세요."
시술 후	상담실	5분	다음 치료 설명, 예약, 소요시간 안내 시술 후 주의사항 전달	• 신경치료 받으신 치아는 3~4일 정도 아플 수 있습니다. 이것은 정상적으로 아플 수 있는 것이니 너무 걱정하지 마시고, 정 참기 힘드시면 진통제를 드시면 됩니다. • 신경치료 후 참기 힘들 정도로 아프거나 치료 받으신쪽의 잇몸이 부으면 약속전이라도 전화를 주시고 병원으로 내원하세요. • 신경 치료한 치아는 완전히 치료가 끝나기 전까지는 임시 약제로 충전이 되어있으므로 단단한 음식, 끈적끈적한 음식 등은 씹으시면 안됩니다. • 신경치료는 통상 4~5회 정도의 치료를 요하지만, 상태에 따라서는 치료 횟수가 늘어 날 수 있습니다. • 신경치료가 끝난 후에는 치아를 금 또는 도자기 등으로 반드시 씌어주어야 합니다. 그렇지 못할 경우 애써 치료한 치아가 부러질 수도 있습니다. • 신경치료중인 치아에 통증이 없어지면 내원을 중지하는 경우가 있는데, 치료중인 치아에는 부패할 수 있는 약제가 들어 있으므로 오랫동안 그 상태로 방치해두면 몇 배의 치료기간이 소요되거나 심지어 치아를 상실하게 되므로 힘드시더라도 반드시 약속 일에 내원해 주시기 바랍니다 .

3. 근관치료

상담

상담포인트

1. 근관치료 한 치아는 차후 Core나 Post 가능성 & Crown의 필요성 설명
2. 근관치료 중 통증이 있을 수 있음을 미리 설명
3. 근관치료를 나눠서 하는 이유
4. 근관치료 마무리 후 통증이 있을 수 있는 이유 설명 (치료 후 통증은 최대 1~2개월 기다릴 수 있음.)
5. 근관치료 중단 시 위험 상황 설명

FAQ

Q. 특별히 아프지 않는데도 신경치료를 해야 하나요?

A. 충치는 만성적으로 진행되기 때문에 아프지 않더라도 신경까지 오염이 된 경우에는 신경치료를 꼭 받으셔야 합니다. 그렇지 않으면 염증이 생겨 이를 빼야 할 상황까지 발생될 수 있습니다.

Q. 신경치료를 하는데도 왜 아픈 건가요?

A. 치아에는 주신경관과 잔가지 신경이 있는데 주신경관 신경치료만 가능합니다.
민감한 치아는 신경치료 후에도 아플 수 있습니다.

Q. 왜 여러 번 나눠서 치료를 하나요?

A. 신경치료는 약 3번에 나눠서 하는데 약재를 넣고 증상이 어떠한지(통증유무) 2~3일 결과를 지켜보는 것입니다.

Q. 신경치료 한 치아는 꼭 씌워야 하나요?

A. 신경치료를 한 치아는 죽은 치아나 마찬가지이기 때문에 깨지는 것을 방지하기 위해 금관으로 감싸주는 것입니다.

Q. 과거에 신경치료를 했는데도 아픈 경우는 왜 그런가요?

A. (Tomy된 치아, 이전 근관치료된 치아의 경우) : 각 클리닉 별로 적절한 답변을 만들어 보세요.

교육 후 테스트

【근관 치료】

1. 근관치료 후 주의사항에 관해 고객에게 설명해보세요. (역할극)

2. 근관치료의 전반적인 과정에 대해서 설명해 보세요.

3. 근관치료 후 통증과 근관치료를 부분적으로 나눠서 하는 이유에 대해 고객에게 설명하세요. (역할극)

4. 근관치료 후 필요한 치료는 무엇입니까? 그 이유는?

4. 크라운 (Crown)

- 지대치 삭제를 잘해야 합니다. (보철물 종류에 따른 맞춤 삭제)
- 크라운 접착 시, 세멘(Cement)의 양과 묽기는 어느 정도로 해야 할까요?
- 세멘(Cement)의 종류와 Venting 시키는 방법을 알아보세요.

사전지식 테스트

【 크라운 】

1. 크라운 시술이 필요한 경우에 대해 설명해 보세요.

2. 크라운 시술에 필요한 준비사항에 관해 설명해 보세요.

3. 크라운의 종류와 각각의 장단점에 대해 설명해 보세요.

4. 크라운 종류에 따른 세멘(Cement) 선택법에 대해 설명해 보세요.

5. 임시치아 사용에 관해 고객에게 설명해 보세요. (주의사항, 바로 내원이 필요한 사항 등등)

4. 크라운

시술 개요

개념	치아우식과 치관파절 등으로 손상된 자연치를 수복하기 위해서 금이나 도재, 레진 등으로 치관부를 덮어서 자연치의 형태와 기능을 회복시킨다.
필요한 경우	1) 신경치료를 한 치아 2) 치아가 전체적으로 많이 손상되었거나 깨진 경우 3) 금이 간 치아 4) 형태이상 5) 마모가 심한 치아
치료순서	마취 → 지대치 삭제 → 인상채득 → 임시치아장착
팔로업	1주일 후 Setting 예약
비용	PT(77%) : 원 Super(55%) : 원 A-Type(46%) : 원 Zirconia : 원 심미보철 : 원

4. 크라운

시술 준비

접점	진료실	준비내용
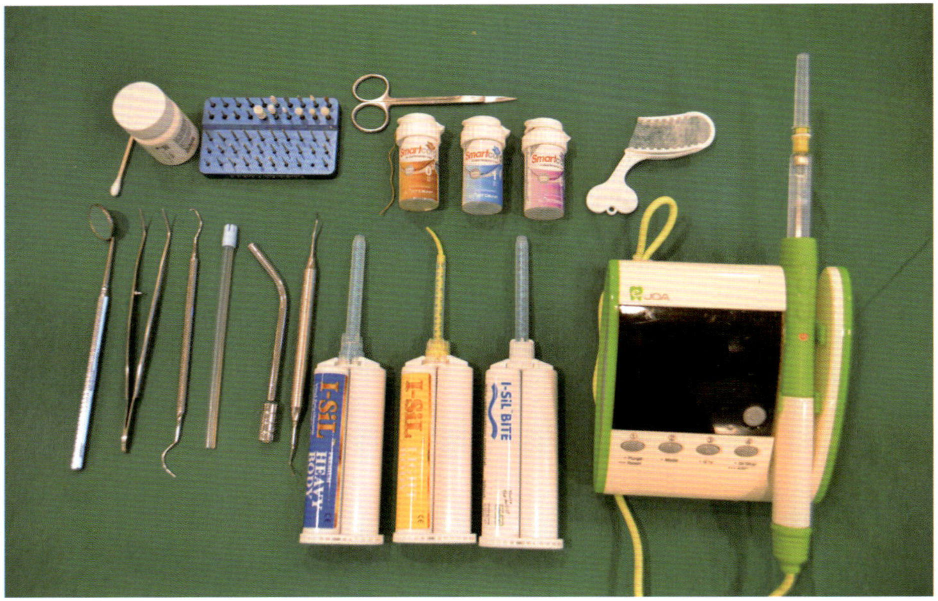		1. 기본기구 2. Bur Set 3. Heavy Body 4. Light Body 5. Bite Tray 6. Blu–Mousse 7. Cord 8. Cord Packer 9. Scissor • Vital Tooth의 경우 마취재료 필요 • 심미보철의 경우 Shade Guide 필요

4. 크라운

시술 프로세스(1)

프로세스	장소	시간	직무	고객응대
시술 전	진료실	5분	① 환자에게 오늘 치료에 대해 설명한다. ② 필요한 경우 마취한다. ③ 마취가 되었는지 확인한다.	"마취할 때 조금 따끔하십니다." (손을 살짝 잡아준다.) "5~10분 후 마취가 충분히 되면 시작하겠습니다." "마취 느낌이 드세요?"
시술 중	진료실	치아당 : 10분	원장님께서 지대치 삭제 (Preparation)	"충치부위를 제거하고 있습니다. 마취했지만 혹시 아프시거나 불편하시면 손을 살짝 들어주세요." • 물의 튈 수 있어 소공 사용을 설명한다. • 시리거나 불편할 시 왼손을 들라고 한다. • 지대치 삭제 시 환자가 입을 크게 벌리지 못할 경우 턱을 가볍게 받쳐주거나 개구기를 사용한다.
시술 중	진료실	30분	① Margin을 확인한다. ② Sulcus의 깊이에 따라 즉, 치주상태에 따라 Cord를 선택하여 넣는다. ③ Margin이 보이는지 확인하고, Second Cord를 넣는다. (이때 술자는 Cord를 넣고 뜰 것인지 빼면서 뜰 것인지 잘 판단해야 한다.) ④ 치아를 격리한다. ⑤ 환자의 교합을 확인하고 Tray를 물려본다. ⑥ 치아를 건조 시킨다. ⑦ Margin 주위로 Light Body를 주입한다. ⑧ Air로 Margin 안에 Rubber가 들어가게 불어준다. (이때 Air를 너무 세게 불어Rubber가 날아가지 않게 조절을 잘해야 한다. 그리고 너무 오랫동안 Air를 불어 중간에 Rubber가 굳는 것을 주의해야 한다.) ⑨ 다시 Light Body를 주입한다. ⑩ Air로 살짝 불어준다. (이때 어시스트는 Bite Tray에 Heavy Body를 담는다.) ⑪ Injection Body를 치아에 넉넉하게 올린다. ⑫ Heavy Body가 담긴 Tray를 환자의 구강 내에 넣고 양쪽 어금니로 앙 물게 한다.	• 인상채득 시 말을 하거나 입을 벌리지 않음을 설명한다. • 출혈이 심할 경우 재인상 설명한다 "양쪽 어금니로 앙 다물어 보세요" "괜찮으시죠? 이렇게 앙 다무시면서 본을 뜰 겁니다" 주의사항을 말해준다. "고무 같은 걸로 본을 뜰 건데 5분이 지나면 굳을 겁니다. 목으로 넘어가거나 하지 않으니 본뜰 때는 코로 숨을 쉬세요. 나오는 침은 삼키셔도 괜찮습니다." • 코드삽입의 이유를 설명한다. : 정확한 인상채득을 위해 치아와 잇몸을 격리시킨다. (많이 아파하면 추가로 마취를 더 한다.)

시술 프로세스(2)

프로세스	장소	시간	직무	고객응대
시술 중	진료실	30분	⑬ 환자가 Tray를 물면 체어를 바로 세우고 Head Rest도 세워주는 것이 좋다. ⑭ Timer를 5분 맞춘다. ⑮ 5분 뒤 인상이 잘 나왔는지 확인한다. (기포 여부, Margin확인) ⑯ Cord를 빼고 통증에 관해 설명한다. ⑰ 중심위 자세에서 Blu-Mousse로 Bite를 채득한다. ⑱ 출혈이 많이 될 경우에는 H2O2 볼이나 보스민, 지혈제, Water, Air로 지혈 시키거나 Blu-Mousse로 Bite를 먼저 채득하는 것도 좋다. ⑲ 임시치아 제작한다.	"5분 동안 말씀하시거나 입을 움직이시면 안됩니다." • 마취가 풀리면 잇몸주위가 아플 수 있음을 설명하고 진통제 한 알 정도 먹어도 상관없다고 말해준다. • 환자의 정확한 교합(물림)상태를 알아내기 위한 술식이므로 양쪽을 같이 물어달라고 안내한다. • 치아의 보호를 위해 임시치아를 만들어 드림을 설명한다.
시술 후	진료실	3분	다음 치료 설명과 예약, 소요시간 설명 시술 후 주의사항 설명	"마취가 풀리면 잇몸이 아프실 수 있습니다. 정밀 인상채득을 위해 이와 잇몸 사이에 실을 넣었다 빼서 그런거니 많이 불편 하시면 진통제 드셔도 됩니다. 임시치아를 끼워드렸는데 단단하거나 끈적한 음식에 빠지거나 깨질 수 있으니 주의하시고 혹시, 깨지거나 빠지면 바로 가지고 나오십시오. 빠진 상태로 그냥 두시면 제작한 보철물이 안 맞을 수 도 있습니다. "
팔로업	진료실	2분	일주일 후 Setting 예약	"오늘 본 뜨고 가신 크라운은 일주일 후에 치아에 접착해 드립니다. 일주일 후 어느 시간에 방문이 가능하신지요?" "혹시 그 전에 일찍 보철물이 나오게 되면 전화를 다시 드리도록 하겠습니다."

시술 프로세스(3)

접점	진료실	준비내용
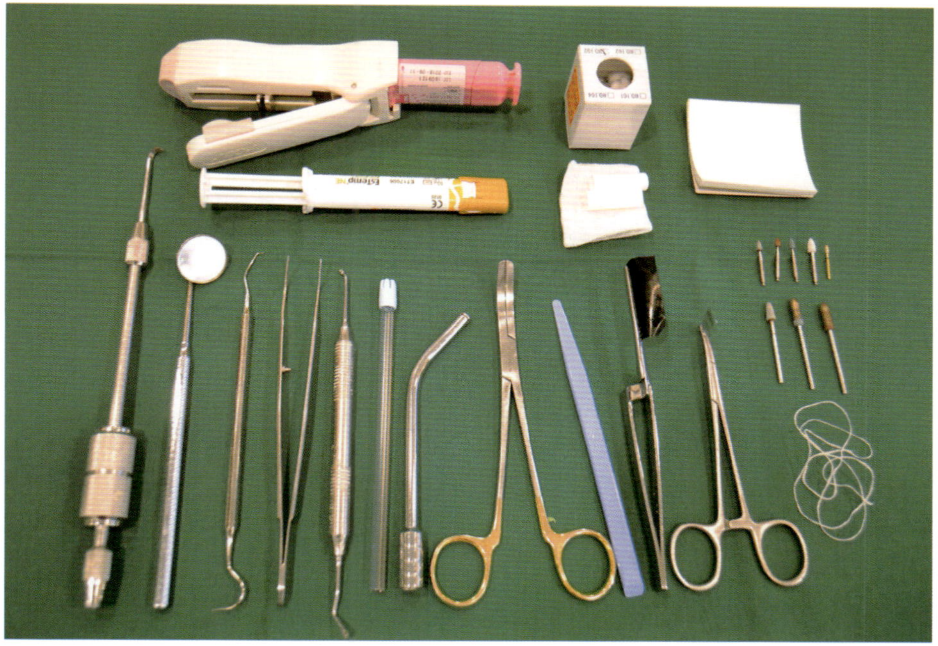		1. 기본기구 2. T/S – Temporary Cement F/S – Final Cement 3. 교합지 4. Shimstock 5. Gripper 6. Dental Floss 7. Ejector 8. Stopper 9. Mixing Pad 10. Spatula 11. Cotton Roll 12. Cotton Pellet 13. RA Green Stone 14. RA Brown Point

시술 프로세스(4)

프로세스	장소	시간	직무	고객응대
시술 전		2분	① 보철물 확인 ② 환자에게 모델을 보여주며 설명	• 환자의 보철물 임을 확인한다. • 생활치일 경우 시릴 수 있음을 설명한다. (필요한 경우 마취한다)
시술 중	진료실	Single : 약10분, 2개이상 : 20분	① 임시 크라운을 깨끗하게 제거한다. (치면에 잔존 임시 Cement이 남아 있는지 꼼꼼히 체크) ② Bite를 먼저 확인한다. (해당 치아의 앞, 뒤 치아, 반대편 치아) ③ 적합-Margin Contact 확인(앞 뒤 치아의 동요도 고려) Contact이 빡빡하면 Margin이 뜬다. Silk로 Mesial / Distal인지 확인해야 한다. ④ 모델상에서 교합지를 물려서 접촉점 확인 후 삭제 한다. (Contact위치: 교합 1/3 , 중앙 1/3) ⑤ 똑딱 – 빡빡하다 싶을 정도.. ⑥ Margin은 Explorer를 이용해 Buccal, Ringual, 근원심을 확인한다. ⑦ Shimstock으로 해당 치아를 물린 후 앞, 뒤, 반대편 순으로 물린다. ⑧ Centric조정. 양쪽이 같이 무는 상태에서 쉽게 빠질 시 Bite가 높다고 어느 정도 감안하고 과감히 삭제할 필요가 있다. (교합조정 시 환자의 자세 확인) ⑨ 기능교두를 제외한 나머지 부분은 삭제. 상악 : 설측 교두 / 하악 : 협측 교두 (정상 교합 시) 너무 높을 시는 해당 치아에 도넛 모양처럼 찍힌다. ⑩ Eccentric조정 : 저작 시 불필요하게 닿는 곳은 교합지를 이용해 양쪽으로 갈아보게 한다. Centric과 Eccentric이 치는 부분을 제외한 나머지 부분 삭제. ⑪ 마무리 : 1) 씹고 갈아보게 한다. 2) 소리를 들어본다. ⑫ 교합조정이 끝나고 나면 Polishing Bur로 Polishing한다. ⑬ 영구접착을 할 경우 Hook을 제거해서 Pumicing ⑭ T/S 후 3~4일 정도 후에 F/S를 한다. ⑮ Cement을 이용해 4분간 Setting한다. ⑯ 완벽히 Cement을 제거한다. • Inlay와 Crown의 차이는 Inlay는 Centric-Eccentric을 같이 치는 것이고, Crown은 Centric은 남겨두고 Eccentric만 삭제한다. [주의사항] Centric을 먼저 확인 후 Eccentric을 한다. Sunday Bite인지도 확인한다.	• 긴장하지 말고 편안한 상태에서 정확한 교합조정을 위해 항상 양쪽을 같이 물어 달라고 한다. "약간 빡빡한 느낌이 드실 겁니다." • 교합조정 시 구강 외에서 제작하기 때문에 실제 물림과 다를 수 있으므로 높이는 조정하는 것임을 설명한다. • 장착한 보철물이 편안한지 일주일정도 사용해 보고 확인 후 영구 접착한다고 설명한다. • 교합조정이 완료 후 환자가 불편함을 느낄 시는 앉아서 씹어 보게 한다.

시술 프로세스(5)

프로세스	장소	시간	직무	고객응대
시술 후	상담실	3분	① 시술 후 주의사항 설명 ② 다음 내원일 예약, 설명, 소요시간 안내하기 (임시접착 시) ③ 정기검진 안내(F/S시)	• 임시접착 상태일 경우 탈락의 가능성, 크라운에 홈이 있을 경우 이유(영구접착 시 제거해 드림을 설명), 끈적이는 음식 주의 등을 설명한다. • "부드러운 것부터 식사 해보시고 고기, 김치종류도 충분히 식사해 보시고, 씹으면서 음식물이 치아 사이에 끼는지도 체크해 보세요."
팔로업 정기체크			① 3~4 일 후 재 내원 후 완전부착 (T/S시) ② 3/6개월 정기검진 안내 (F/S시)	"치아에 보철물을 붙이고 나서도 불편하시면 바로 내원해 주시기 바랍니다. 일반적으로는 일정한 시기가 지나면 익숙해지시지만 많이 불편하실 경우는 원장님께서 직접 확인하시고 불편한 점을 보완해 드릴 수도 있습니다. 그리고 보철물을 사용하시는 중에 정기적으로 내원하셔서 검진 받으시기 바랍니다."

상담

상담포인트
1. 탈락의 가능성 2. 임시접착 상태

F & Q
Q. 느낌이 빡빡한데 왜 그런 건가요? A. 처음 들어가는 보철물이 빡빡한 느낌이 없으면 음식물이 낄 수 있으니 몇일 지켜보겠습니다. 빡빡한 느낌은 하루 정도 지나면 서서히 줄어드니 걱정하지 않으셔도 됩니다. Q.치료한 치아 수명은 어떻게 되나요? A. 평균 7~8년 정도 보고 있으며, 정기검진을 통해 더 오래 사용하실 수 있습니다. 보철물의 교환은 보철물의 수명이 다해서라기 보단 정기적인 보철물의 교환으로 보철물 안 치아의 상태를 체크하여 발치하지 않고 오랫동안 치아를 유지하기 위함입니다.

교육 후 테스트

【 크라운 】

1. 인상채득 과정에서 고객이 많이 불편해 하는 경우 어떠한 조치를 취해드려야 할까요?

2. 교합조정 과정을 설명해 보세요.

3. 인접치와 Contact이 어느 정도 Tight해야 음식물이 끼지 않는지 미리 체크하는 방법은 없나요?

4. 앞,뒤 치아의 상태에 따른 Contact을 체크하는 방법을 설명해 보세요.

5. 크라운의 평균 수명과 관리 요령에 관해 설명해 보세요. (역할극)

6. 크라운 시술 후 고객에게 주의사항에 관해 설명해 보세요. (역할극)

사전지식 테스트

[Temporary Crown]

1. Temporary Crown이 필요한 이유를 설명해 보세요.

2. Temporary Crown 제작 시 환자에게 미리 설명할 내용이 무엇이 있나요?

3. Temporary Crown 제작 시 준비도구는 무엇이 있나요?

4. Temporary Crown 제작 시 꼭 체크해야 할 사항은 무엇이 있나요?

5. 구치부 Temporary Crown 제작 시 소요되는 시간은? (한 개 기준)

6. Temporary Crown 제작 시 주의사항을 설명해 보세요.

4-1. Temporary Crown

시술 개요

치료의 목적	1) 생활치의 경우 치수보호 2) 전치부의 경우 심미성 유지 3) 삭제된 치아의 Margin 보호 4) 인접치아와의 Contact 유지 5) 치아의 기능 회복, 이동이나 정출 방지
필요한 경우	크라운 지대치 형성, 치아 Crack
치료순서	크라운 지대치 형성 → 임시치아 제작 → 임시 치아 접착
팔로업	Crack 치아의 경우 임시치아 임시 접착 후 일주일 이상 사용한 뒤 증상 체크 후 보철물 제작
비용	치아당 : 원 (보철 진행 시 Free)

4-1. Temporary Crown

시술 준비

접점	진료실	준비내용
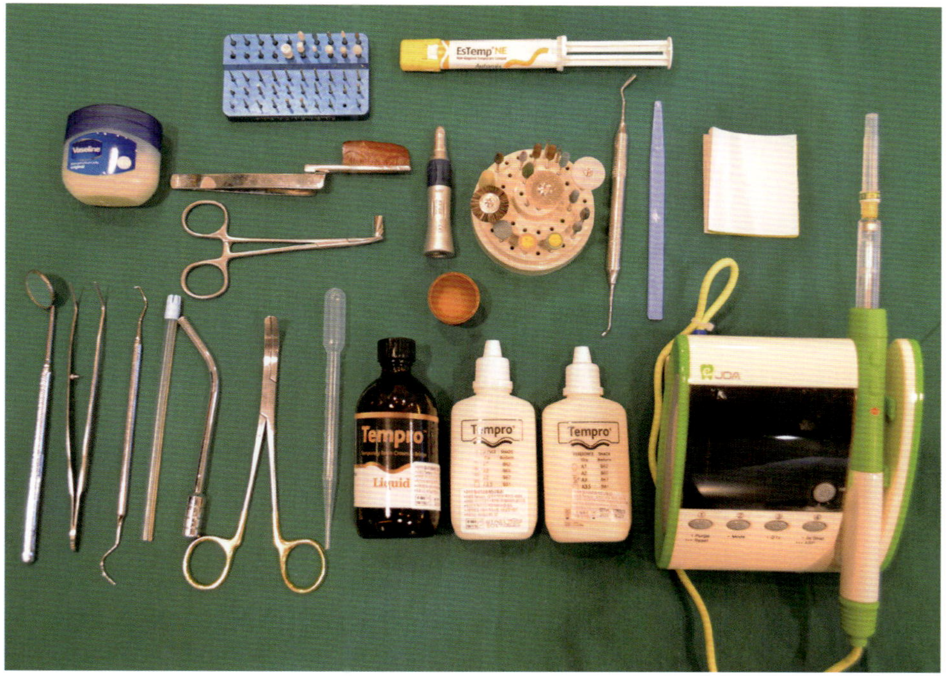		1. 기본기구 2. Temporary Resin (Powder, Liquid) 3. Temporary Cement 4. 교합지 5. Shimstock 6. Denture Bur 7. Stopper 8. Vaseline 9. Bowl 10. Straight Angle 11. Gripper 12. Mixing Pad 13. Spatula

4-1. Temporary Crown

시술 프로세스(1)

프로세스	장소	시간	직무	고객응대
시술 전		2분	① 환자에게 임시치아를 만드는 목적과 소요되는 시간 등을 설명	• "이제 임시치아를 만들어 드릴 겁니다. 시간은 10분 내외로 걸리고요, 냄새가 좀 안 좋습니다."
시술 중	진료실	치아당 : 10분~15분	① 적절한 Shade의 Powder를 선택 후 Bowl에 Liquid와 함께 Mixing 한다. (치아의 Pass가 좋지 않거나 Resin Core 등을 이용한 경우 Vaseline을 별도 준비) ② Sand Stage, Stringy Stage를 거쳐 Dough Stage가 되었을 때 대상 치아의 시적한다. (이때 환자가 꼭 양쪽으로 올바르게 교합이 될 수 있게 한다. 잇몸이 안 좋은 환자에겐 잇몸이 약간 눌릴 수 있다고 설명한다.) ③ Margin의 경계부가 표시되면 경계부 여분을 Scissor로 잘라내고 다시 시적 한다. ④ Temporary Resin이 경화되기 시작하면서 뜨거워 질 때까지 여러 차례 시적 한다. ⑤ Temporary Resin의 경화가 완료되면 Denture Bur를 이용해 치아 모양을 만든다. ⑥ Temporary Crown이 완성되면 교합조정을 한다. ⑦ 교합조정이 완료되면 Temporary Cement을 적당량 Mixing하여 Setting한다. (Temporary Cement의 경우 경화 시간이 빠르기 때문에 Mixing은 최대한 신속히 한다.) Setting 후 Explorer등을 이용해 잉여 Cement을 깨끗이 제거 한다.	• "이제 임시치아를 만들어 드릴 겁니다. 시간은 10분 내외로 걸리고요, 냄새가 좀 안 좋습니다." • 시적 시 환자에게 설명 "양쪽 어금니로 앙하고 다물어 보세요.", "잇몸이 조금 따끔따끔 하실 수도 있습니다." • 경화될 때 열이 발생하므로 뜨거워진다고 미리 설명 "임시치아가 굳는 동안 조금 뜨겁습니다." • 치아모양을 만드는 시간 동안 환자에게 신문이나 잡지 등을 드린다.

시술 프로세스(2)

프로세스	장소	시간	직무	고객응대
시술 후	진료실	2분	① 임시치아 사용 시 주의사항을 설명 드린다.	• 환자가 임시치아임을 인식하고 조심할 수 있도록 설명해 준다. "오늘 만들어 드린 임시치아는 보철물 나오기 전 까지 치아보호를 위해 만들어 드린 것입니다. 일반치아처럼 씹으시면 깨지거나 빠질 수 있기 때문에 가능하시면 이 쪽으로는 식사는 자제해 주십시오. 드시더라도 딱딱하거나 끈적한 음식은 피해 주십시오. 만일 보철물이 나오기 전에 깨지거나 빠진 상태로 계속 계시면 치료한 치아에 변형이 올 수 있기 때문에 혹시 빠지거나 깨지시면 빠른 시일 내에 내원해 주십시오".

교육 후 테스트

Temporary Crown

1. Temporary Crown의 제작비용은 얼마인가요?

2. Temporary Crown의 교합과 Contact의 조정은 어떻게 하나요?

3. 전치부 Temporary Crown은 어떻게 제작하며 주의할 점은 무엇인가요?

4. Provisional Crown은 무엇인가요?

5. Temporary Crown 제작 시 꼭 체크해야 할 점은 무엇이 있나요?

6. Temporary Crown 제작 후 고객에게 주의사항에 관해 설명해 보세요. (역할극)

5. 인레이 (Inlay)

- 와동 형성은 "각(Angle)"입니다.
- 골드 인레이의 베벨(Bevel)은 적당한 Round Diamond Bur를 이용해 보세요.
- 접착(Setting)은 어떤 세멘(Cement)으로, 어떤 방법으로 하시나요?
- 레진 계열 인레이는 교합력을 고려 합니다.
- 레진 인레이는 적절한 두께와 넓이를 유지해야 깨지지 않습니다.

사전지식 테스트

【 인레이 】

1. 인레이는 어떤 경우 필요합니까?

2 인레이의 종류와 개념에 관해 설명해 보세요.

3. 인레이의 종류별 장 · 단점 차이점을 설명해 보세요.

4. 인레이 시술을 위해 필요한 준비사항은 무엇입니까?

5. 인레이 (Inlay)

시술 개요

개념	치수(신경)조직이 손상 받지 않은 치아의 경우 충치 등 여러 원인으로 상실된 치질의 일부분을 여러 재료로 수복해줌으로써 심미 및 저작기능을 회복, 힘을 많이 받는 어금니 부위나 충치로 인해 많은 치아가 손상된 경우 테세라(크리세라/프레타우)나 금을 이용하여 치아원형과 똑같은 모양으로 만들어 기능과 형태를 회복시켜준다.
필요한 경우	1) 치아우식 2) 기존 수복물 주변의 이차 충치 3) 마모가 심한 치아 4) 파절된 치아
치료순서	마취 → 와동 형성(필요한 경우 Base) → 인상채득 → 임시 약재수복
팔로업	일주일 이내에 Setting 예약
비용	Inlay 치아당 – Resin(테세라) : 원, (크리세라) : 원 Gold : 원 (프레타우) : 원 Onlay 치아당 – 원 (가능한 Crown으로 권유)

5. 인레이 (Inlay)

시술 준비

접점	진료실	준비내용
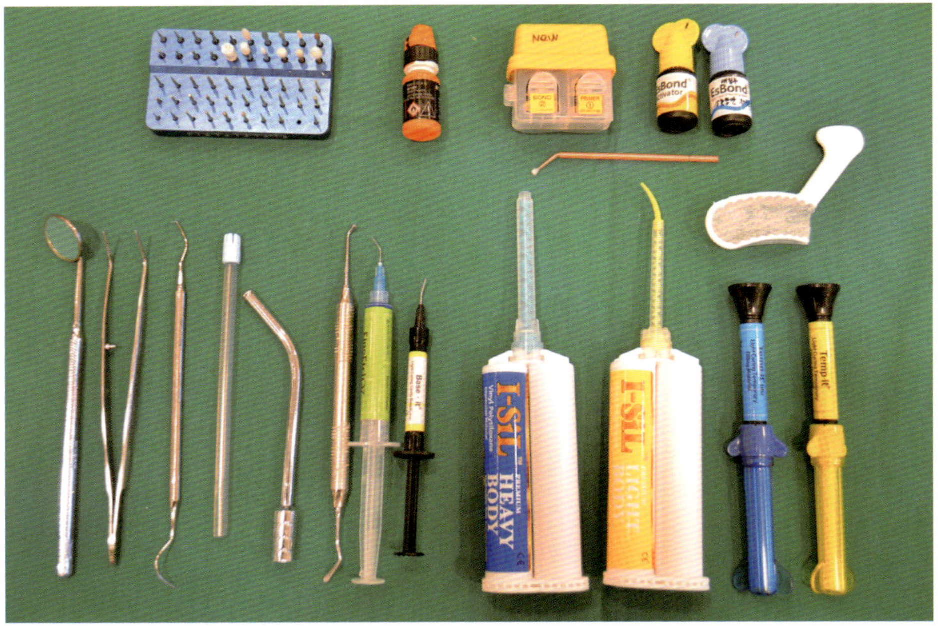		1. 기본기구 2. Prep용 Bur 3. Heavy Body 4. Light Body 5. Bite Tray 6. Fermit 7. Stopper 8. Stopping Carrie 9. Resin Base (Etching, Single Bond, Resin, Base : Ultra Blend, NT Primer, Ionosit) 10. Micro Brush

5. 인레이 (Inlay)

시술 프로세스(1)

프로세스	장소	시간	직무	고객응대
시술 전	진료실	1분	① 환자에게 오늘 치료에 대해 설명한다. ② 마취한다. ③ 마취가 되었는지 확인한다.	"마취하실 때 조금 따끔하십니다." (손을 살짝 잡아준다.) "5~10분 후 마취가 충분히 되면 시작하겠습니다." "마취 느낌이 드세요?
시술 중	진료실	10분	원장님께서 충치부위 삭제(Preparation)	"충치부위를 제거하고 있습니다. 마취했지만 혹시 아프거나 불편하시면 손을 살짝 들어주세요." • 물이 튈 수 있어 소공을 사용함을 설명한다. • 시리거나 불편할 때 왼손을 들라고 한다. • Prep 시 환자가 입을 크게 벌리지 못할 경우 턱을 가볍게 받쳐준다.
		5분	① 충치가 깊은 부위는 Ultra Blend 또는 Ionosit로 Resin Base한다. ② 와동의 모양을 확인 함과 동시에 Caries가 남아 있는지 확인한다. ③ 필요하면 Contact부위에 Cord를 넣는다. ④ 환자의 교합관계를 확인한다. ⑤ Tray를 넣고 다시 한번 무는 연습을 한다. ⑥ 환자에게 괜찮으신지 확인한다. ⑦ Cotton roll로 격리한다. ⑧ Air로 와동을 건조시킨다. (Rubber가 잘 주입될 수 있도록) ⑨ Light Body를 와동내에 주입한다. (와동 모양을 따라 주입) ⑩ 생활치의경우 바람세기에 주의하며 Air를 분다.(이때도 와동 모양을 따라 구석구석 불어줌) ⑪ Light Body를 다시 주입한다. ⑫ 이때 어시스트는 Bite Tray에 Heavy Body를 담는다.	• 충치가 깊은 부위에 신경보호약재를 바른다고 설명한다. • 만약 인레이 후 계속 시리거나 시린게 더해질 경우 Endo 가능성에 대해 설명하고 처음부터 Endo를 하지 않은 이유에 대해 설명한다. "양쪽 어금니로 앙 다물어 보세요" "괜찮으시죠? 이렇게 앙 다무시면서 본을 뜰 겁니다" 주의사항을 말해준다. "고무 같은 걸로 본을 뜰 건데 5분이 지나면 굳을 겁니다. 목으로 넘어가거나 하지 않으니 본뜰 때는 코로 숨을 쉬세요" • Regular Body가 담긴 tray를 환자의 구강 내에 넣고 양쪽 어금니로 앙 물게 한다. "5분 동안 말씀하시거나 입을 움직이시면 안됩니다."

시술 프로세스(2)

프로세스	장소	시간	직무	고객응대
시술 중	진료실	5분	⑬ 환자가 Tray를 물면 체어를 바로 세우고 Head Rest 도 세워주는 것이 좋다. ⑭ Timer를 5분 맞춘다. ⑮ Timer가 울리면 환자에게 "아" 하세요 한다. (이때는 환자 스스로 입을 벌리도록 하고 환자가 많이 힘들어 할 경우 턱을 약간 받쳐 주는 것도 좋다.) ⑯ 인상이 잘 나왔는지 확인한다. (기포 여부, Margin확인) ⑰ Fermit으로 와동을 메운다. (Bite가 높거나 낮지 않게 조심한다. 높으면 씹을 때 아플 수 있고 낮으면 와동 경계부위 가 깨질 수 있다.)	• 양치하시도록 안내한다. • 인상이 잘 나왔다고 말씀 드리고 재 인상이 필요한 경우는 양해를 구하고 다시 인상을 뜬다.

시술 프로세스(3)

프로세스	장소	시간	직무	고객응대
시술 중	상담실	2분	다음 치료의 설명과 예약	• 오늘 치료에 대해서 한번 더 설명, 다음 치료내용, 시간 등에 관해 설명한다.
		2분	주의사항 설명	"임시약재 상태이므로 많이 끈적하거나 딱딱한 음식은 임시약재가 빠질 수 있으니 가급적 삼가하시고 임시 약재가 빠지면 바로 내원해 주세요. 많이 시리 실 수도 있습니다. 치료가 무리될 때까지는 가급적 반대편으로 식사하십시오. 치료 후에도 당분간은 시리실 수 있습니다. 그러나 점차 괜찮아 지실겁니다."
팔로업		2분	일주일 후 Setting 예약	"오늘 본 뜨고 가신 인레이(온레이)는 일주일 후에 치아에 접착해 드립니다. 일주일 후 어느 시간에 방문이 가능하신지요?" 다음 ○일 가능한데 이날 오실 수 있으신가요?" " ○○시간 대에 가능하신지요?" • 예약 "혹시 그 전에 일찍 보철물이 나오게 되면 전화를 다시 드리도록 하겠습니다."
			정기검진	"치아에 보철물을 붙이고 나서도 불편하시면 바로 내원해 주시기 바랍니다. 일반적으로는 일정한 시기가 지나면 익숙해 지시지만 많이 불편하실 경우는 원장님께서 직접 확인하시고 불편한 점을 보완해 드릴 수도 있습니다. 그리고 정기적으로 내원하셔서 검진 받으시기 바랍니다." (기간 안내: 3개월, 6개월)

5-1. 골드인레이세팅

시술 프로세스(4)

접점	진료실	준비내용
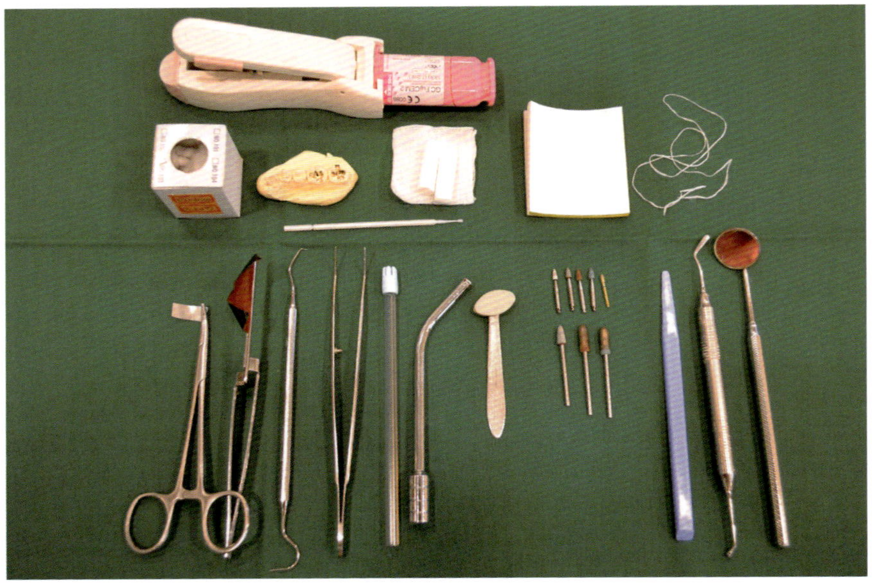		1. 기본기구 2. 교합지 3. Inlay Setter 4. Final Cement 5. Dental Floss 6. Cotton Roll 7. Cotton Pellet 8. Stopper 9. Mixing Pad 10. Spatula 11. RA Green Stone 12. RA Brown Point

프로세스	장소	시간	직무	고객응대
시술 전			① 보철물 확인 ② 환자에게 모델을 보여주며 설명 ③ Setting 과정 시 "시림"을 설명	• 환자의 보철물 이라는 것을 확인한다. Setting시는 마취를 하진 않기 때문에 setting 과정이 시림을 설명한다. 민감한 경우 마취를 한다.

시술 프로세스(5)

프로세스	장소	시간	직무	고객응대
시술 중	진료실	치아당 : 10~15분	① Fermit 제거 후 Pumicing. ② Cavity내를 씻어낸다. (Pumice가 남지 않도록 깨끗이 씻어낸다.) ③ Shimstock을 물려 환자의 본 Bite를 체크한다. (앞뒤 치아, 반대편 치아) ④ Contact이 넘어 갈 경우 구강 내에서 시적해 봐야 된다. ⑤ Contact이 Loose하지 않는지, Margin이 잘 맞는지 시적 해본다. ⑥ Cotton Roll로 대상 치아 격리 ⑦ 인레이를 들어갈 방향으로 준비한다. ⑧ Cavity Cleanser를 Cotton Pellet에 적셔 내면을 닦고, Cotton Pellet으로 내면을 Dry. (환자가 시려할 경우 먼저 최대한 얇게 Base한다.) ⑨ Cement Mixing (와동의 크기와 개수 확인 Setting순서 결정 후 Mixing. Mixing Time : 30초) ⑩ Cement 와동 내에 도포 (Explorer를 이용해 곳곳에 펴 발라준다.) ⑪ Inlay Body시적: 핀셋으로 양쪽을 번갈아 누른 후 Bite Setter로 완전히 Setting. 이때 중심 Fossa를 물린 후 근원심 Buccal 이나 Palatal인 경우는 서서히 물려야 된다. Explorer로 Margin이 뜨는 곳이 없는지 확인 후 거즈로 4분 동안 물린다. ⑫ 잉여 Cement을 Contact 부위부터 제거한다. ⑭ 교합지에 의한 Check부위 모두 삭제 (Green Stone Bur 사용. Bur 방향은 Tip이 중앙 Groove를 향하게 함.) ⑭ Margin Trimming (인레이 중앙에서 Margin방향으로 Explorer 사용해 걸리는 부분 Polishing : Brown Point 사용.) ⑭ 교합지 Check – 환자 동의 – 교합소리 들어봄	• 임시약재 제거 후 소독함(Pumicing, Cavity Cleanse) 을 설명 • Contact이 빡빡해야 음식물이 끼지 않음을 설명 • 과정이 시림을 설명 • 접착제가 쓴맛임을 설명 • 교합조정(아래위치아의 맞물림)을 설명 • 높이가 맞는지 확인

시술 프로세스(6)

프로세스	장소	시간	직무	고객응대
시술 후	상담실		① 시술 후 주의사항 설명 ② 다음 치료예약, 소요시간 안내 ☆ 예후에 따라 Endo가능성 설명 – 처음부터 Endo하지 않고 인레이를 하는 이유 설명	"오늘 하루 정도는 딱딱하거나 끈적한 음식피하시고 당분간은 조금 시릴 수 있습니다." • 예약
정기체크	진료실	3분	정기검진	치아에 보철물을 붙이고 나서도 불편하시면 바로 내원해 주시기 바랍니다. 일반적으로는 일정한 시기가 지나면 익숙해 지시지만 많이 불편하실 경우는 원장님께서 직접 확인하시고 불편한 점을 보완해 드릴 수도 있습니다. 그리고 정기적으로 내원하셔서 검진 받으시기 바랍니다." 기간 안내 : 3개월, 6개월

5-2. 테세라/크리세라/프레타우 인레이세팅

시술 프로세스(7)

접점	진료실	준비내용
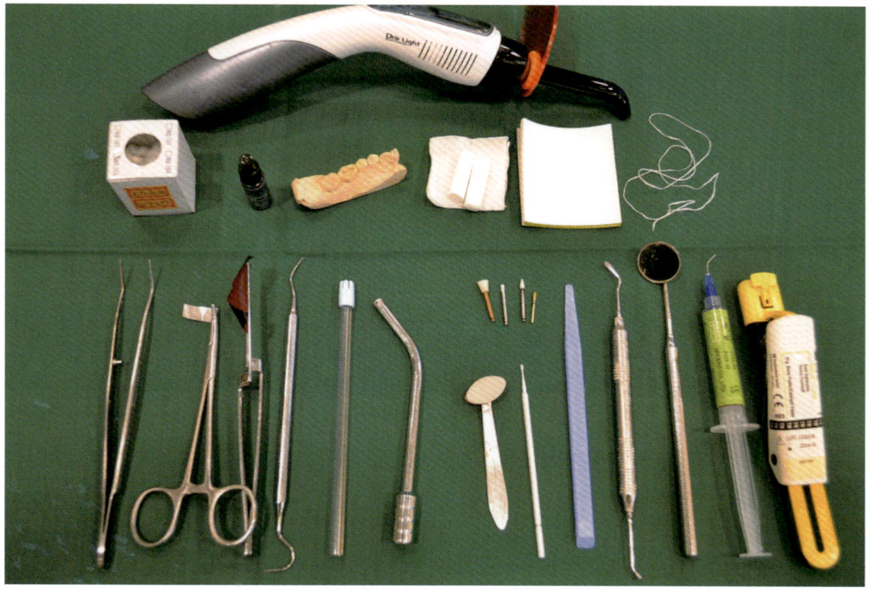		1. 기본기구 2. Biscover 3. Unicem 4. Etching 5. 교합지 6. Shimstock 7. Dental Floss 8. Stopper 9. Plastic Setter 10. Resin Polishing Bur 11. 광중합기 12. Cotton Roll 13. Cotton Pellet 14. Mixing Pad 15. Spatula

프로세스	장소	시간	직무	고객응대
시술 전			① 보철물 확인 ② 환자에게 모델을 보여주며 설명 ③ Setting 과정 시 "시림"을 설명	• 환자의 보철물 이라는 것을 확인한다. Setting시는 마취를 하진 않기 때문에 setting 과정이 시림을 설명한다. 너무 민감한 경우 마취를 한다.

시술 프로세스(8)

프로세스	장소	시간	직무	고객응대
시술 중	진료실	치아당 : 10~15분	① Fermit제거 후 Pumicing ② Cavity내를 씻어낸다.(Pumice가 남지 않도록 깨끗이 씻어낸다.) ③ Shimstock을 물려 환자의 본 Bite를 체크 ④ Contact이 넘어 갈 경우 구강내에서 시적 해 봐야 한다. ⑤ Contact이 Loose하지 않는지, Margin이 잘 맞는지 시적 해 본다. ⑥ Cotton roll로 대상 치아 격리 ⑦ 인레이를 들어갈 방향으로 준비한다. ⑧ Cavity Cleanser를 Cotton Pellet에 적셔 내면을 닦고, Cotton Pellet으로 내면을 Dry. (환자가 시려할 경우 먼저 최대한 얇게 Base한다.) ⑨ Unicem을 이용하여 O Cavity부터 Setting후 (Margin 확인) 초기 경화 시킨다.(약2초) ⑩ 잉여 Cement을 제거 후 Curing한다.(40초) ⑪ White stone을 이용하여 Margin을 다듬는다. ⑫ Centric Occlusion의 조정. (자연치질은 건드리지 말 것.) ⑬ Eccentric조정 (무조건 없앨 것.) ⑭ 모든 조정이 끝나면 Resin Polishing Bur를 이용하여 Polishing 한다. ⑮ Etching 후 Biscover도포 후 Curing	• 임시약재 제거 후 소독함(Pumicing, Cavity Cleanse)을 설명 • Contact 이 빡빡해야 음식물이 끼지 않음을 설명 • 과정이 시림을 설명 • 접착제가 쓴맛임을 설명 • 교합조정(아래위치아의 맞물림)을 설명 • 높이가 맞는지 확인
시술 후	상담실	3분	시술 후 주의사항 설명 다음 치료예약, 소요시간의 설명	"오늘 하루 정도는 딱딱하거나 끈적한 음식 피하시고 당분간은 조금 시릴 수 있습니다. 단단한 음식을 씹을때 파절될 가능성이 있으니 주의하세요."
정기체크	진료실		정기검진	"치아에 보철물을 붙이고 나서도 불편하시면 바로 내원해 주시기 바랍니다. 일반적으로는 일정한 시기가 지나면 익숙해 지시지만 많이 불편하실 경우는 원장님께서 직접 확인하시고 불편한 점을 보완해 드릴 수도 있습니다. 그리고 정기적으로 내원하셔서 검진 받으시기 바랍니다." • 기간 안내 : 3개월, 6개월

5-2. 테세라/크리세라/프레타우 인레이세팅

상담

상담포인트

1. 치료의 장점, 치료 후 며칠간의 시림을 치료 전에 꼭 한번 인지
2. 강도와 색이 치아와 유사
3. 반영구적이다(정기검진은 필수).
4. 정기검진의 필요성 안내

☆ 예후에 따라 Endo가능성 설명
– 처음부터 Endo하지 않고 인레이를 하는 이유 설명

FAQ

Q. 테세라/크리세라/프레타우 인레이는 깨지지 않나요?

A. 테세라와 접착제가 결합하게 되면 치아 강도와 비슷해 집니다. 치아가 깨질 정도면 테세라 인레이도 깨집니다. 그 정도로 단단합니다. 걱정 안하셔도 됩니다.

Q. 골드 인레이는 떨어지지는 않나요?

A. 잘빠지지 않지만 간혹 아주 끈적거리는 음식을 먹는 경우 빠지기도 하며, 또한 2차 충치의 발생 여부에 따라 탈락할 수도 있습니다. 금이 변형이 없거나 치아 상태가 깨끗하면 다시 붙여드립니다.

Q. 얼마나 오래가나요?

A. 재료가 들떠서 2차 충치가 생기는 것이 아니기 때문에 양치관리와 정기검진을 통해서 반영구적으로 사용하실 수 있으나 환자의 구강위생 관리능력에 따라 보철물의 수명이 좌우됩니다. 보철물을 오래 사용하시기 위해선 올바른 양치법등 구강 위생관리에 신경 써 주시고 정기적으로 구강상태 및 보철물을 체크 받으시는 것이 큰 도움이 됩니다.

교육 후 테스트

【인레이】

1. 인레이 시술 과정에 관해 간략하게 요약해 보세요.

2. 인레이의 수명(사용가능기간)과 관리 방법에 관해 고객에게 설명해 보세요. (역할극)

3. 인레이 고객에게 팔로업하는 방법에 관해 설명해 보세요. (리콜, 홈폰, DM 등등)

4. 우리병원에서 기공물 발주(주문)와 수령, 보관, 예약일자 확인, 세팅준비 과정 (소요일수, 보관방법 등등) 관해 설명해 보세요.

5. 인레이 시술 후 주의사항에 대해 설명해 보세요.

6. 라미네이트 (Laminate)

- 실력있는 기공소를 잘 선택해야 합니다.
- 당신이 치료한 치료 전후 사진을 보여주세요.
- Wax Up을 통해 치료과정을 예측해 보여주세요.

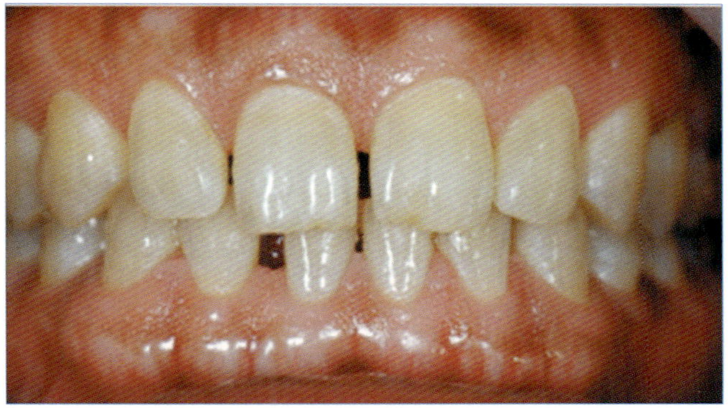

Before

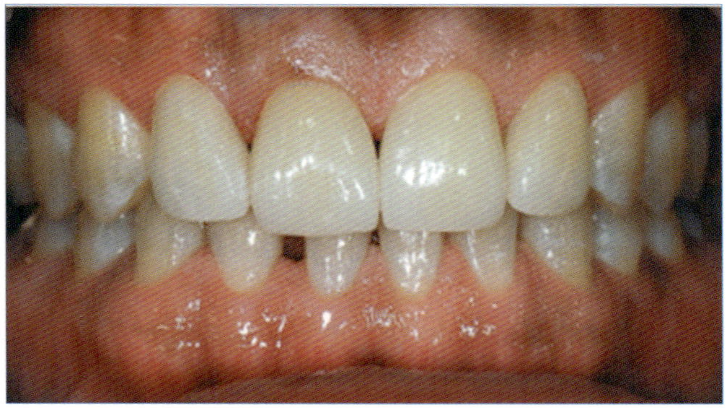

After

사전지식 테스트

【라미네이트】

1. 라미네이트란 무엇입니까?

2. 어떤 경우 라미네이트 시술을 권해 드립니까?

3. 라미네이트 시술에 필요한 준비사항을 설명해보세요. (인상채득, 세팅 시)

4. 우리병원의 라미네이트 비용은 얼마입니까?

6. 라미네이트

시술 개요

개념	치아의 에나멜층의 일부를 삭제하거나 에나멜층 위에 삭제된 양 정도의 두께로 제작된 수복물로 대치하여 치아에 접착시키는 술식을 말한다.
필요한 경우	1) 전치부의 Spacing, Diastema, 2) 치아의 경미한 파절 3) 치아의 변색 4) 치아의 형태 이상, 5) 전치부 인접면 치아 우식증 6) 반상치 7) 치아의 위치 이상
치료순서	치료시작 전 필요 시 진단 모델을 위한 인상 및 포토 → Wax Up및 Temporary Resin제작 → Prep, Imp → Setting
정기체크	6개월 마다 정기 체크
비용	치아 당 원

시술 준비

<table>
<tr><th>접점</th><th>진료실</th><th>준비내용</th></tr>
<tr><td colspan="2">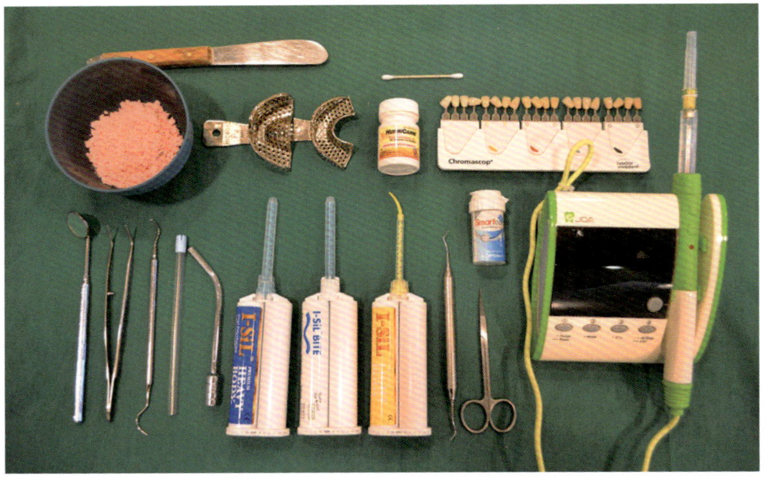</td><td>[Impression]
1. 기본기구
2. 마취재료
3. 상, 하악 전치부 Tray
4. Light Body
5. Heavy Body
6. Blu-Mousse
6. Spatula
7. Cord
8. Cord Scissor
9. Cord Packer
10. Shade Guide
11. Rubber Bowl
12. Alginate</td></tr>
<tr><td colspan="2">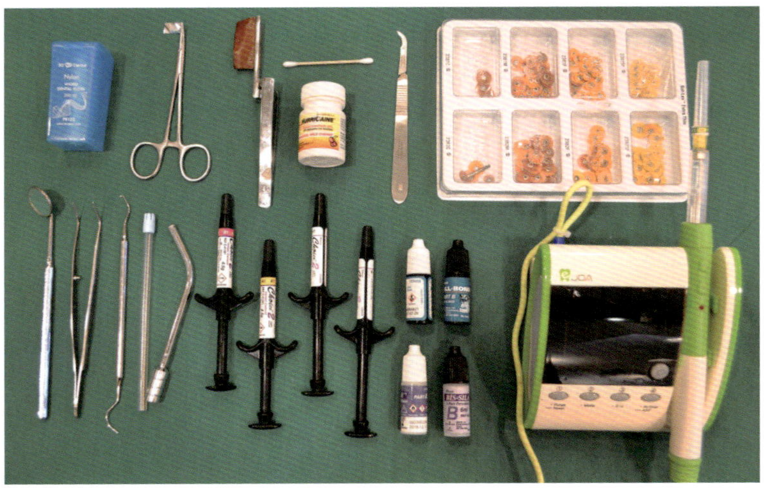</td><td>[Setting]
1. 기본기구
2. 마취재료
3. Blade(#12)
4. 교합지
5. Shimstock
6. Dental Floss
7. Soft Rex
8. 라미네이트용
Bonding & Cement</td></tr>
</table>

6. 라미네이트

시술 프로세스(1)

프로세스	장소	시간	직무	고객응대
시술 전		10분	① Study Impression과 Photo촬영 ② Wax Up, Temporary준비	• "시술 전, 후 상태를 비교하기 위하여 ○○○님의 현재 치아모형을 본 뜨도록 하겠습니다."
시술 중	진료실	치아당 : 10분	[Impression] ① 마취 ② 치아의 삭제량 결정 – 치아의 위치, Rotation의 여부, 치아의 형태, 치아의 변색 정도 ③ 치질삭제(0.5mm두께) ④ 치아 우식증이 있는 경우 Resin Filling ⑤ Margin형성 ⑥ Cord삽입 후 인상 채득 ⑦ 대합치 Impression ⑧ Bite채득 ⑨ Shade선택(Photo) – 색깔이 애매할 경우 약간 밝은 쪽으로 선택 ⑩ Temporary Resin Facing(Amelogen) → Curing→ Polishing	"마취하겠습니다. 앞니 마취는 조금 아프십니다." (손을 살짝 잡아준다.) "5~10분 후 마취가 충분히 되면 시작하겠습니다." "마취 느낌이 드세요?" • 충치가 심한 경우 거울이나 구강 카메라로 확인시켜 드린다. • "본뜨도록 하겠습니다." • 트레이(Tray)시적 시 아픈 곳이 없는지 확인한다. • "위,아래 물리는 관계를 확인하기 위해서 간단하게 본을 한번 더 뜨겠습니다." • 환자의 의견 수렴 • "임시약이기 때문에 떨어질 수 있습니다."
		치아당 : 15분	[Setting] ① 마취 ② Temporary Resin제거 ③ Pumicing ④ 시적 후 모양, Shade확인 ⑤ 환자분 확인 ⑥ Etching(10~15초)후 흐르는 물로 치아를 완전 세척한 후 건조 ⑦ Porcelain Laminate내면에 Porcelain Primer를 도포 후 30초 후에 Air불기 ⑧ 건조된 치아 표면에 Aqua–Prep으로 Rewetting ⑨ Primer A,B 동량으로 Mix 하여 치아의 표면에 8~10회 도포한 후 건조 ⑩ 반짝이는 것을 확인 후 광중합	• 붙이실 때 시리기 때문에 마취를 조금 하고 시작하겠습니다." • 시적 후 거울로 확인시켜 드린다.

시술 프로세스(2)

프로세스	장소	시간	직무	고객응대
시술 중	진료실		⑪ 치아의 표면에 D/E bond 도포 후 가볍게 Air를 불어줌, 여분의 D/E Bond는 Laminate내면에 도포 (체어 Light는 치아에 비추지 않게 함) ⑫ 선택된 Luting Composite(Choice)의 양을 적절히 조절하여 Laminate내면에 얇게 도포 ⑬ PLV를 치아의 Gingival Margin부터 적합 시킨 후 시작 시 눈 여겨 보았던 위치를 정확히 찾는다. 가볍게 누른 후 여분의 Cement을 알코올 볼로 신속히 제거 (반드시 PLV를 누른 상태에서 시행) 초기 경화를 위하여 광중합 시행, 초기 경화 후 여분의 Cement을 제거, Contact부위는 치실로 제거한다. 이때 치실은 Labial에서 Lingual 방향으로 뺀다. ⑭ 각 방향으로 1~2분간 광중합 시행하여 Cement 완전 Setting, Margin 부위는 #12 Blade, 전치부 Scaler 사용하여 조심스럽게 여분의 Cement 제거 ⑮ Bite 확인 (필요할 경우 Bite조정) ⑯ Soft Rex를 이용하여 치아 표면을 Polishing한다.	• " OOO님 입을 다무시면 안됩니다. 많이 힘드시죠?"
시술 후	상담실	5분	시술 후 주의사항 설명	• 타 치과 진료 시 라미네이트로 치료된 치아임을 상기시킬 것을 강조, 음식물의 제한적 섭취 권유한다. (딱딱한 음식, 질긴 음식 베어 먹거나 뜯어 먹지 않도록) 전치부의 과도한 사용 금지, 시릴 수 있음을 설명한다. 칫솔질 방법에 대한 철저한 교육, 깨질 수 있음을 설명한다. • Bruxism 증상의 경우 필요에 따라 Sprint를 제작해 드릴 수 있다.
정기체크			정기검진 안내	"6개월 마다 정기적으로 내원 하시어 체크하시기 바랍니다. 저희가 시기별로 전화를 드리지만 가능하시다면 6개월에 한번씩은 꼭 방문해 주시기 바랍니다."

6. 라미네이트

상담

상담포인트

1. 라미네이트 장점 부각
- 치아를 삭제하지 않거나 삭제량이 적으므로 치아를 최대한 보존
- 빛의 투과가 우수하므로 심미적으로 우수
- 치은연하에 변연을 설정할 필요가 없으므로 치은 건강에 유리
- 반영구적인 수복재
- 교정을 하지 않고 단시간에 심미적인 효과를 얻을 수 있다.

2. 비적응증
- 전치부의 반대교합, 절단교합, Bruxism

FAQ

Q. 잘 깨지거나 떨어지진 않나요?

A. 쉽게 깨지거나 떨어지지 않습니다.

많은 분들이 치료를 받으셨는데 원장님께서 경험이 많고 테크닉이 좋으시기 때문에 떨어져서 오시는 분의 거의 없으십니다.

다만 환자분의 부주의로 치아에 충격이 가해지면 라미네이트 뿐 아니라 자연치아도 깨질 수도 있습니다. 앞니 사용은 조심해서 사용해 주세요.

교육 후 테스트

라미네이트

1. 라미네이트의 장단점을 설명해 보세요.

2. 라미네이트 시술받은 치아에 시린 민감성 해결방법에는 어떤 것이 있나요?

3. 라미네이트 치료를 받은 고객이 추후에 타 치과에서 진료받을 때 라미네이트 치료를 받았다고 미리 의료진에게 말해야 하는 이유는 무엇입니까?

4. Shade선택 시 요령에 관해 설명해 보세요. (가능한 미백치료를 함께합니다.)

5. 라미네이트 시술받은 고객에게 어떻게 팔로업을 해야 하는지 설명해 보세요.

6. 라미네이트 후 주의사항을 고객에게 설명해 보세요. (역할극)

7. 올 세라믹 & 지르코니아 (All Ceramic & Zirconia)

: 인세람, 엠프레스, 지르코니아

- 실력있는 기공소를 잘 선택해야 합니다.
- 당신이 치료한 치료 전후 사진을 보여주세요.

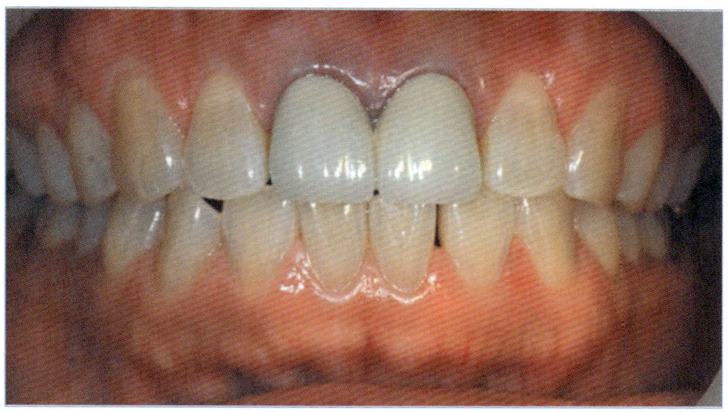

Before

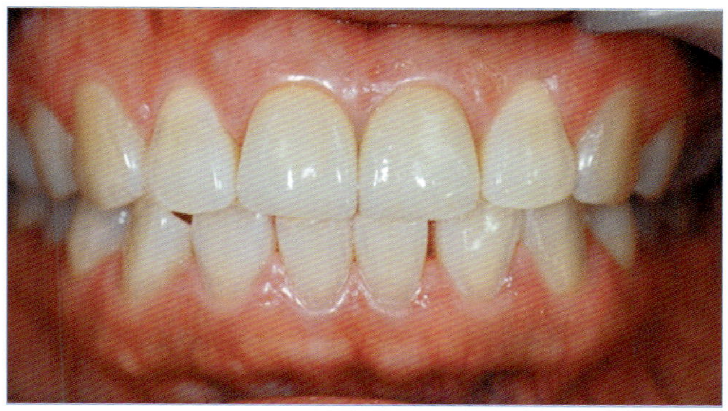

After

사전지식 테스트

인세람, 엠프레스, 지르코니아

1. 인세람, 엠프레스, 지르코니아에 관해 설명해 보세요.

2. 어떤 경우 인세람, 엠프레스, 지르코니아 치료를 권해야 할까요?

3. 인세람, 엠프레스, 지르코니아 시술에 관한 준비사항을 설명해 보세요.

4. 인세람, 엠프레스, 지르코니아의 장단점에 관해 설명해 보세요.

7. 인세람, 엠프레스, 지르코니아

시술 개요

개념	치아의 파절 부위가 크거나 신경치료 받은 치아를 완전히 씌워서 보호를 할 경우 심미적으로 치료하는 시술
발생원인	라미네이트가 불가능한 경우, 신경치료 받은 치아, 회전이 심한 경우 전치부의 공간이 너무 큰 경우, 충치범위가 많이 넓은 경우
치료순서	마취 → 지대치 형성 → 인상 → 시적 → 접착
정기체크	6개월 마다 정기 체크
비용	원

7. 인세람, 엠프레스, 지르코니아

시술 준비

접점	진료실	준비내용
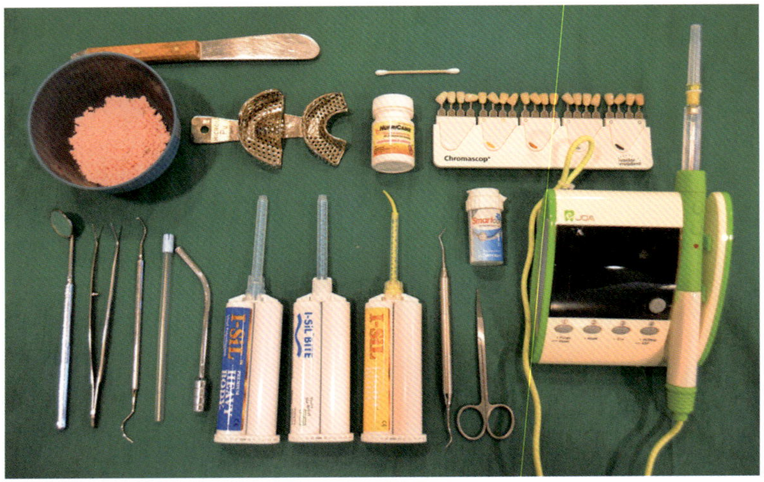 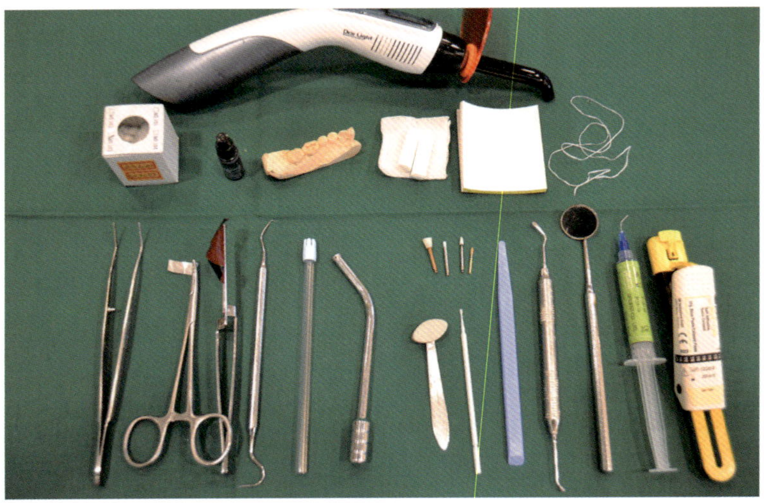		[Impression] 1. 기본기구 2. 마취재료 3. 상, 하악 전치부 Tray 4. Light Body 5. Heavy Body 6. Blu-Mousse 6. Spatula 7. Cord 8. Cord Scissor 9. Cord Packer 10. Shade Guide 11. Rubber Bowl 12. Alginate [Setting] 1. Unicem 2. 교합지 3. Curing 4. Sickle Scaler

7. 인세람, 엠프레스, 지르코니아

시술 프로세스(1)

프로세스	장소	시간	직무	고객응대
시술 전	진료실	10분	① Study Impression과 Photo촬영 ② Wax Up, Temporary준비	• 환자의 현 구강상태 파악을 위한 인상 채득의 필요성을 설명해 드린다. (추후 치료 전/후 비교) • 다른 환자분 케이스를 보여드리며 상담.
시술 중(1)		치아당 : 10분	[Impression] ① 마취 ② 치질 삭제 ③ Margin형성 ④ Bite확인 ⑤ Jacket제작 ⑥ Cord삽입 후 인상 채득 ⑦ 대합치 Impression ⑧ Bite채득 ⑨ Shade선택 (색깔이 애매할 경우 약간 밝은 쪽으로 선택) ⑩ Temporary Jacket Setting	다른 환자분 케이스를 보여드리며 상담. "마취하실 때 조금 따끔하십니다." (손을 살짝 잡아준다.) "5~10분 후 마취가 충분히 되면 시작하겠습니다." "마취 느낌이 드세요?" • Prep한 치아를 보지 않도록 거울을 두지 않는다. (진료 받지 않는 동안은 전치부쪽에 거즈바이트) • 인상 채득 후 잇몸이 아플 수 있음을 설명 드린다. • 임시치아 만들 때 : 냄새가 많이 남을 미리 설명, 임시치아가 깨질 수 있음을 설명 드린다.
		치아당 : 20분	[Setting] ① Pumicing ② 시적 후 Margin확인, Shade, 모양 확인 ③ 원장님 체크 후 환자분 확인시켜 드림 ④ Unicem으로 Setting ⑤ 치아건조 → Cavity Cleanser 소독 → Air 건조 → Mix된 Unicem을 인세람 내면에 얇게 도포 ⑥ 시적(체어 Light 치아에 비추지 않기) → 손으로 살짝 누른 후 밀려 나온 Cement을 알코올볼로 제거하여 Margin 확인 후 짧게 Curing → 여분의 Cement 제거 → Contact Cement 제거 → 각 부위에서 Curing → Bite확인 및 조정 → Polishing	"소독하겠습니다." (생활치인 경우) "조금 시리십니다."

시술 프로세스(2)

프로세스	장소	시간	직무	고객응대
시술 후	상담실	3분	시술 후 주의사항 설명	• 타 치과 진료 시 인세람으로 치료된 치아임을 미리 말해야함, 음식물의 제한적 섭취 권유(딱딱한 음식, 질긴 음식 베어먹거나 뜯어 먹지 않도록), 전치부의 과도한 사용 금지, 칫솔질 방법대로 시행할 것, 깨질 수도 있음을 미리 설명한다.
정기체크			정기검진 안내	"6개월 마다 치과에 정기 내원하여 체크하시기 바랍니다. 저희가 시기별로 전화를 드리지만 가능하시다면 6개월에 한번씩은 꼭 방문해 주시기 바랍니다."

7. 인세람, 엠프레스, 지르코니아

상담

상담포인트

1. 심미적인 장점 부각
2. 빛의 투과가 우수하여 심미적임, 잇몸의 색깔변화가 없음

FAQ

Q. 잘 깨지지 않나요?

A. 치아랑 같다고 보시면 됩니다.
우리 치아도 충격을 받으면 깨지듯이 앞니 씌운 것도 충격을 받으면 깨질 수 있습니다. 앞니로 음식을 안 씹는 게 좋고 조심은 하셔야 합니다.

Q. 나중에 잇몸이 파랗게 보이지는 않나요?

A. 다른 보철물처럼 잇몸관리가 잘 안되면 잇몸이 내려가서 치아 뿌리가 약간 노출 될 수는 있으나 재료자체가 완전 사기로 되어 있어 잇몸건강에 무리가 되지 않고 금속이 비쳐 보이지 않기 때문에 그런 걱정은 안 하셔도 됩니다.

교육 후 테스트

인세람, 엠프레스, 지르코니아

1. 인세람, 엠프레스, 지르코니아 비용에 관해 고객에게 설명해 보세요. (역할극)

2. 임시치아 장착 시 고객에게 어떻게 설명해야 합니까?

3. 인세람, 엠프레스, 지르코니아 시술 고객에게 어떻게 팔로업 해야 합니까?

4. 인세람, 엠프레스, 지르코니아 시술 후 주의사항에 관해 설명해 보세요.

8. 포셀린 (Porcelain)

사전지식 테스트

【 포셀린 】

1. 포셀린이란 무엇입니까?

2. 어떤 경우 포셀린 시술을 권해 드립니까?

3. 포셀린 시술에 필요한 준비사항을 설명해보세요.

4. 우리병원의 포셀린 비용은 얼마입니까?

8. 포셀린

시술 개요

개념	치아우식과 치관파절 등으로 손상된 자연치를 수복하기 위해서 금이나 도재, 레진 등으로 치관부를 덮어서 자연치의 형태와 기능을 회복시킨다.
필요한 경우	1) 신경치료를 한 치아 2) 치아가 전체적으로 많이 손상되었거나 깨진 경우 3) 금이 간 치아 4) 형태이상 5) 마모가 심한 치아
치료순서	마취 → 지대치 형성→ 인상채득 → 임시치아 장착
정기체크	1주일 후에 예약한다.
비용	PFM : 원 PFG : 원

8. 포셀린

시술 준비

접점	진료실	준비내용
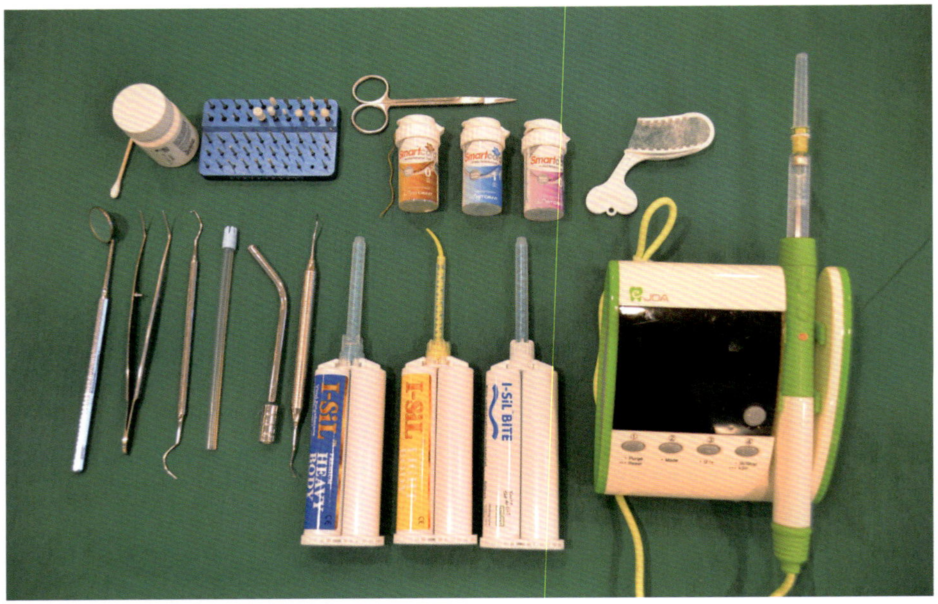		1. 기본기구 2. 마취재료 3. Light Body 4. Heavy Body 5. Bite Tray 6. Blu-Mousse 7. Cord 8. Cord Packer 9. Scissor

8. 포셀린

시술 프로세스(1)

프로세스	장소	시간	직무	고객응대
시술 전	진료실	10분	① 환자에게 오늘 치료에 대해 설명한다. ② 마취한다. ③ 마취가 되었는지 확인한다	"오늘 진료 받으실 "포셀린"은 금속위에 사기를 올려 치아와 유사하게 만드는 보철물을 장착하는 시술입니다." "마취하실 때 조금 따끔하십니다." (손을 살짝 잡아준다.) "5~10분 후 마취가 충분히 되면 시작하겠습니다." "마취 느낌이 드세요?"
시술 중	진료실	치아당 : 10분	① 지대치 형성	"마취했지만 혹시 아프시거나 불편하시면 손을 살짝 들어주세요." • 물이 튈 수 있어 소공 사용을 설명한다. • 시리거나 불편할 시 왼손을 들라고 한다. • 지대치 형성 시 환자가 입을 크게 벌리지 못할 경우 턱을 가볍게 받쳐준다.
시술 중	진료실	30분	① Margin을 확인한다. ② Sulcus의 깊이에 따라 즉, 치주상태에 따라Cord를 선택하여 넣는다. ③ Margin이 보이는지 확인하고, Second Cord를 넣는다. (이때 술자는 Cord를 넣고 뜰 것인지 빼면서 뜰 것인지 잘 판단해야 한다.) ④ 치아를 격리한다. ⑤ 환자의 교합을 확인하고 Tray를 물려본다. ⑥ 치아를 건조 시킨다. ⑦ Margin 주위로 Light Body를 주입한다. ⑧ Air로 Margin안에 Rubber가 들어가게 불어준다. (이때 Air를 너무 세게 불어 Rubber가 날아가지 않게 조절을 잘해야 한다. 그리고 너무 오랫동안 Air를 불어 중간에 Rubber가 굳는 것을 주의해야 한다.) ⑨ 다시 Light Body를 주입한다.	• 인상채득 시 말을 하거나 입을 벌리지 않음을 설명한다. • 출혈이 심할 경우 재인상 설명한다. "양쪽 어금니로 앙 다물어 보세요" "괜찮으시죠? 이렇게 앙 다무시면서 본을 뜰 겁니다" 주의사항을 말해준다. "고무 같은 걸로 본을 뜰 건데 5분이 지나면 굳을 겁니다. 목으로 넘어가거나 하지 않으니 본뜰 때는 코로 숨을 쉬세요. 나오는 침은 삼키셔도 괜찮습니다." • 코드삽입의 이유를 설명한다. : 정확한 인상채득을 위해 치아와 잇몸을 격리시킨다. (많이 아파하면 추가로 마취를 더 한다.)

시술 프로세스(2)

프로세스	장소	시간	직무	고객응대
시술 중	진료실	30분	⑩ Air로 살짝 불어준다. (이때 어시스트는 Bite Tray에 Heavy Body를 담는다.) ⑪ Light Body를 치아에 넉넉하게 올린다. ⑫ Heavy Body가 담긴 Tray를 환자의 구강 내에 넣고 양쪽 어금니로 앙 물게 한다. ⑬ 환자가 Tray를 물면 체어를 바로 세우 고 Head Rest도 세워주는 것이 좋다. ⑭ Timer를 5분에 맞춘다. ⑮ 5분 뒤 인상이 잘 나왔는지 확인한다. (기포 여부, Margin확인) ⑯ Cord를 빼고 통증에 관해 설명한다. ⑰ Blu-Mousse로 Bite를 채득한다. - Bleeding이 많이 될 경우에는 H2O2 볼이나 보스민, 지혈제, Water, Air로 지혈 시키거나 Blu-Mousse로 Bite를 먼저 채득하는 것도 좋다. ⑱ Shade Guide로 치아의 색조를 선택한다. ⑲ 임시치아를 제작한다.	"5분 동안 말씀하시거나 입을 움직이시면 안됩니다." • 마취가 풀리면 잇몸주위가 아플 수 있음을 설명하고 진통제 한 알 정도 먹어도 상관없다고 말해준다. • 환자의 정확한 교합(물림)상태를 알아내기 위한 술식이므로 양쪽을 같이 물어달라고 안내한다. • Shade Guide로 색조 선택 시 체어 Light와 자연광 상태에서의 밝기도 체크한다. • 치아의 보호를 위해 임시치아를 만들어 드림을 설명한다.
시술 후		3분	다음 치료 설명과 예약, 소요 시간 설명 시술 후 주의사항 설명	"마취가 풀리면 잇몸이 아프실 수 있습니다. 정밀인상 채득을 위해 이와 잇몸사이에 실을 넣었다 빼서 그런 거니 많이 불편하시면 진통제를 드셔도 됩니다. 임시치아를 끼워드렸는데 단단하거나 끈적한 음식에 빠지거나 깨질 수 있으니 주의하시고 혹시, 깨지거나 빠지면 바로 가지고 나오십시오. 빠진 상태로 그냥 두시면 제작한 보철물이 안 맞을 수 도 있습니다. "
팔로업		2분	일주일 후 Setting 예약	"오늘 본 뜨고 가신 크라운은 일주일 후에 치아에 접착해 드립니다. 일주일 후 어느 시간에 방문이 가능하신지요?" • 예약 "혹시 그 전에 일찍 보철물이 나오게 되면 전화를 다시 드리도록 하겠습니다."

8. 포셀린

상담

상담포인트

1. PFM과 PFG의 차이

PFM은 Metal 위에 사기가 올라가는 것이고 PFG는 금 위에 사기가 올라가는 형태이다.

Metal의 경우 색이 검기 때문에 사기에 비춰 보여 잇몸이 죽은 것 처럼 보인다. 반면 금의 경우는 색이 노랗기 때문에 사기에 노랗게 비춰 보여 Metal 보다 자연감을 준다. 세라믹과 금속의 결합력이 골드가 더 우수하다.

FAQ

Q. 사기로 하면 깨지지 않나요?

A. 앞니나 작은 어금니는 씹는 힘이 약하게 때문에 사기로도 교합력을 견디기에 충분합니다.

교육 후 테스트

포셀린

1. PFM과 PFG의 차이점에 관해 고객에게 설명해 보세요. (역할극)

2. Bleeding이 심한 경우 재인상을 해야 할 때, 고객에게 어떻게 양해를 구하겠습니까?

3. 마취 중에 불편해 하는 고객에게 여러분이 해드릴 수 있는 것은 무엇입니까?

4. 포셀린 시술 후 주의사항에 관해 고객에게 설명해보세요. (역할극)

9. 치아미백 (Tooth Whitening)

– 미백 전후 사진을 보여주세요.

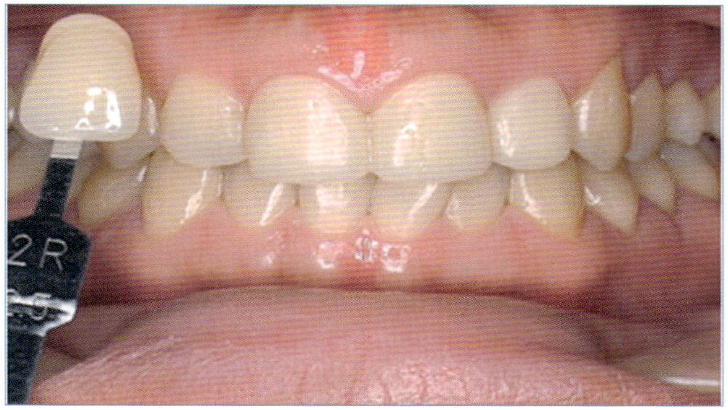

Before

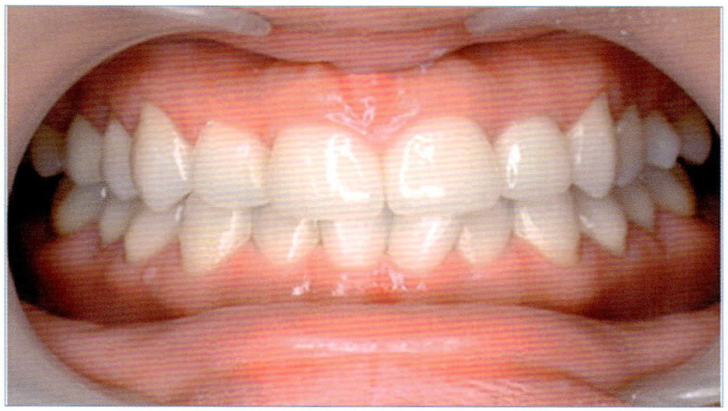

After

사전지식 테스트

치아 미백

1. 치아미백이란 무엇입니까?

2. 치아미백의 종류와 각각의 차이점은 무엇입니까?
① 오피스블리칭
② 홈블리칭

3. 치아미백을 권하기 전 체크해야 하는 사항들은 무엇입니까?

4. 치아미백에 필요한 준비사항을 설명해보세요.

5. 우리병원의 치아미백 비용은 얼마입니까?

9. 치아미백

시술 개요

개념	치아색을 1~2단계 희게 원하는 사람,노인성 누런이,후천적으로 섭취한 Stain으로 인한 변색, 경미한 테트라사이클린, 불소증에 희한 변색 등의 치아를 미백을 하여 보다 하얗게 만드는 술식.
발생원인	1. 외부적인 요인 : 커피, 홍차, 담배 등에 의한 변색(법랑질에 국한된 변색) 2. 내부적인 요인 : 임신 2기~8세까지 치아가 성장하는 동안 T/C등의 항생제를 복용한 변색 과도한 불소나 약물 섭취 유전적인 요소 또는 유년기의 질환(법랑질 형성부전) 고령화에 의한 치아 변색
치료순서	[전문가 미백] 일주일 간격으로 2회 실시 Shade Guide를 이용하여 치아 색 체크 → 치아 주변에 잇몸 보호제 바름 → 미백제 도포 → 20분 정도 레이저 광선 사용 → 잇몸 보호제 제거 → 미백약 씻어냄 [자가 미백] Shade Guide를 이용하여 치아 색 체크 → 개인 Tray 제작 → 미백제 Syringe 1~2개와 Tray를 환자에게 줌 → 일주일에 한번씩 내원시켜 Shade변화정도 체크 ▶ 미백제의 종류에 따라 시술과정은 다를 수 있습니다.
정기체크	6개월 마다 정기 체크 색깔이 변했을 경우 다시 Bleaching
비용	전문가 미백 : 원 자가 미백 : 원

9. 치아미백

시술 준비

접점	진료실	준비내용
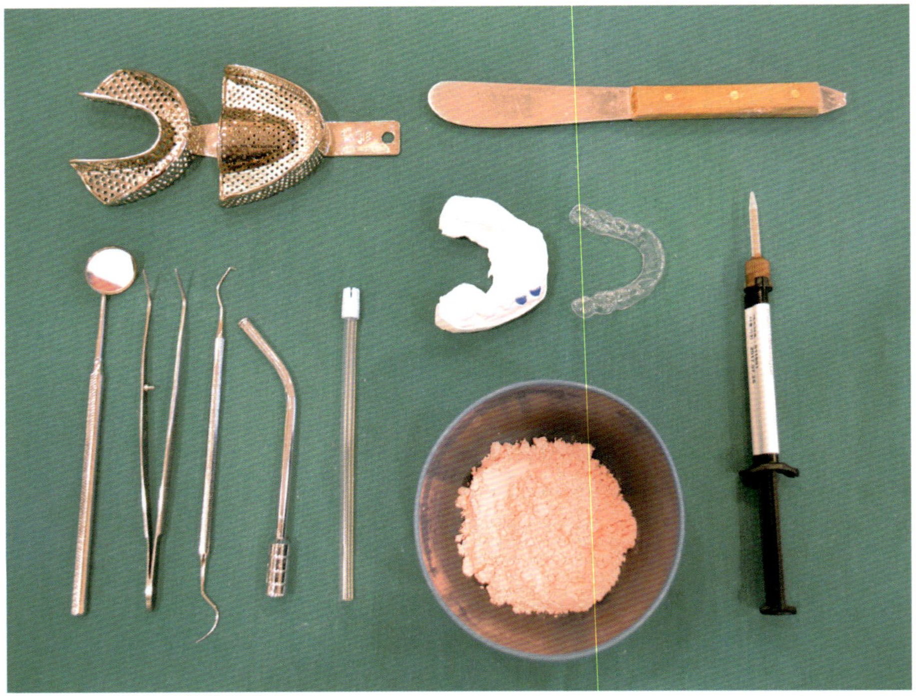		[개인 Tray 제작 시] 1. Alginate 2. Rubber bowl 3. Spatula 4. Metal Tray 5. 개인 Tray 6. 미백제

9. 치아미백

시술 프로세스

프로세스	장소	시간	직무	고객응대
시술 전	진료실	10분	① 환자상담 : 기대 수준 조절 ②잇몸체크, C/A체크, Old 보철물 체크	Shade Guide를 이용하여 현재 치아 색에서 1~2단계 정도 밝아진다고 설명한다.
시술 중		50분	① Shade Guide를 이용하여 치아 색 체크 ② 치아 주변에 잇몸 보호제 바름 ③ 미백제 도포 ④ 20분 정도 레이저 광선 사용 ⑤ 미백약 씻어냄 ⑥ 잇몸 보호제 제거 (입술과 잇몸에 묻지 않도록 주의)	• 시술 과정을 설명하기 • "시리시면 왼손을 들어주세요"
시술 후		5분	다음치료 설명, 예약, 소요시간 안내 주의사항 안내	• "미백 후 시린 증상, 잇몸자극, 백색반점,매스꺼움, 알레르기 등의 증상이 나타날 수 있습니다." (시린 증상 심할 시 진통제 복용 가능) • 치경부 마모증이 있는 경우 치료 전에 적절한 치료를 시행 후 미백을 시행한다. • Home Bleaching인 경우 일일 미백시간을 줄이고 하루 쉬고 하루 미백하는 식으로 미백간격을 늘리면 된다. • 백색반점이 생기는 경우 보통 미백 속도 차이에 의해서 생기며 보통 미백 치료 후 1~2시간이 지나면 사라진다. • 깨끗하게 양치한 후 30분 후에 미백을 해야 한다. • 트레이는 찬물에 씻어냅니다. 소독한다고 뜨거운 물에 담그면 변형이 생기니 주의해야 한다. • 미백시간은 2~4시간 정도 (잠을 잘 때는 빼고 자야 합니다) • 음식섭취 (색깔 있는 음식, 김치, 커피, 홍차, 색깔 있는 탄산음료 등)에 주의해야 한다. • 미백만으로 원하는 치아 색을 얻을 수 없을 경우, 미백 보철 치료 라미네이트를 이용하기도 한다.

9. 치아미백

상담

상담포인트

1. 환자가 생각하는 흰색의 시트나 식탁보의 흰색 이미지를 연상하고 있는 경우가 많다. 과대한 기대를 품게 해서는 안 된다.
2. 금기증 : 임산부나 수유중인 여성, 미백제에 알러지가 있는 환자, 치아가 심하게 손상 되었거나 충치, crack line이 있는 경우, 치은염이나 치주염이 있는 환자, 흡연자
3. 장점 : 치아의 삭제가 필요 없다.
   파절의 염려가 없다.
   계속 내원하지 않아도 된다.
   치료비용이 상대적으로 낮다.
4. 단점 : 영구성이 낮다.
   커피와 차를 마시는 습관을 버려야 한다.
   변색 정도에 따라 효과가 다르다.
   법랑질의 표면이 손상되어 있거나 두께가 불충분한 경우 피한다.
   미백의 결과를 정확히 예측할 수 없다.
   웃을 때 균형이 깨질 수 있다.

FAQ

Q. 미백기간은 얼마나 걸리나요?

A. 약간의 차이가 있으나 10일에서 2주 정도 하게 되며, 환자분의 만족도에 따라 기간은 더 길어질 수도 있습니다.

Q. 미백 후 색깔이 변하나요?

A. 현재의 치아색을 유지하고 싶으시다면 6개월에 한번씩 체크해서 필요하다면 미백을 다시 할 수도 있습니다. 그때 다시 미백을 할 때는 하루에서 이틀 정도 하게 됩니다. 그 밖에는 치아의 착색을 유발하는 커피, 녹차, 홍자등은 가급적 빨대를 이용하시고 카레 같은 음식도 주의하셔야 합니다.

교육 후 테스트

【 치아 미백 】

1. 미백의 원리에 대해 고객에게 설명해 보세요. (역할극)

2. 치아미백 후 유지와 팔로업 과정에 대해 설명해 보세요.

3. 자가미백 시 주의사항에 관해 설명해 보세요. (역할극)

4. 치아미백 후 주의사항을 고객(환자)에게 설명해 보세요. (역할극)

10. 레진 (Resin)

- Cervical Abrasion Filling의 경우,

  → 측방 교합을 잘 조절해야 합니다.

  → 매우 조심해야 하는 치료입니다.

사전지식 테스트

【레진】

1. 레진(C/A)이란 무엇입니까?

2. 어떤 경우 레진 시술을 권해 드립니까?

3. 레진 시술에 필요한 준비사항을 설명해보세요.

4. 우리병원의 레진 비용은 얼마입니까?

10. Cervical Abrasion Resin Filling

시술 개요

개념	치경부 마모나 충치로 인해 패인 부위를 약재를 이용하여 치아 형태로 수복
치료의 목적	과도한 측방 교합력 잘못된 양치습관 치경부 충치
발생원인	수복할 오염된 부위 정리 → Etching(생략 가능) → Bonding → Resin Filling → 측방교합조정 (필요 시)
정기체크	수복부위 탈락하는 경우와 지속적으로 시린 증상이 있을 경우
비용	치아 당: 원

10. Cervical Abrasion Resin Filling

시술 준비

접점	진료실	준비내용
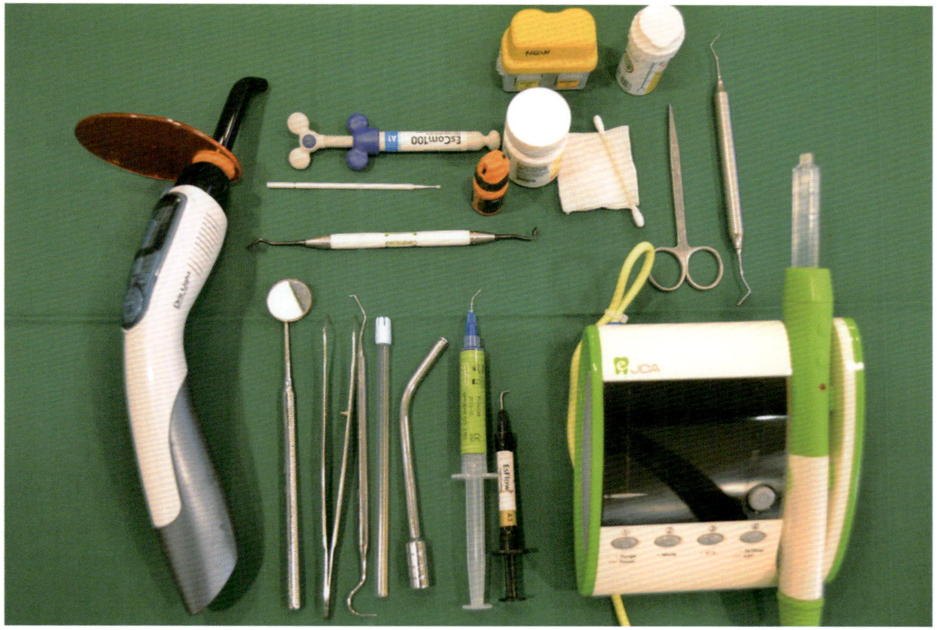		1. 기본기구 2. Etching 3. Bonding 4. Flowable Resin 5. Packable Resin 6. Resin Applicator 7. Scissor 8. SE Bond 9. Cord 10. Cord Packer 11. Cotton Roll 12. Micro Brush 필요 시 마취재료

10. Cervical Abrasion Resin Filling

시술 프로세스

프로세스	장소	시간	직무	고객응대
시술 전		10분	1) 오늘의 치료와 주의 사항을 설명한다. 2) 필요 시 잇몸부위 마취를 할 수 있다.	"과도한 교합력에 의해 패인경우 탈락할 수 있고, 수복 후에도 시림이 완전히 없어지진 않습니다. 점점 시림이 줄어들 겁니다." "마취하실 때 조금 따끔하십니다." (손을 살짝 잡아준다.) "5~10분 후 마취가 충분히 되면 시작하겠습니다."
시술 중	진료실	치아당 : 15분	① Resin Filling할 부위를 필요 시 저속 Hand Piece로 치아표면을 가볍게 삭제 한다. ② Etching한다. (약 15초) ③ 충분히 Rinse한다. ④ Dry하여 Etching이 되었는지 확인 후 Re-Wetting한다. (필요 시 Cord를 넣는다.) ⑤ Cotton Roll을 꽉 물게한다. ⑤ Bonding한다. (20초 기다리기) ⑥ 가볍게 Air를 분다. (수복한 면이 반짝 반짝 한지 확인한다.) ⑦ Resin Filling한다. ⑧ Stone Bur로 다듬고 Resin Polishing Bur로 Polishing한다. → 되도록 High Speed Bur는 사용하지 않는다. ⑨ 측방 교합 조정	시술 중에도 시림을 설명한다.
시술 후		7분	① 시술에 대한 보증제도 설명 ② 시술 후 주의사항 설명	• 탈락 시 3년 동안 무료보수 설명드림 • 과도한 교합력이나 잘못된 습관에 의해 수복한 부위가 탈락할 수 있고 수복 후에도 시림 증상이 완전히 없어지지 않지만 점차줄어든다고 설명한다.

10. Cervical Abrasion Resin Filling

상담

상담포인트

1. 패이는 여러 가지 이유에 대해 설명하고, 잘못된 습관은 줄여주는 노력이 필요하다는 것을 인지시켜준다.
2. 수복한 부위가 탈락할 수 있음에도 불구하고 수복해야 하는 이유
3. 필요한 경우 Splint장치를 할 수 있다.

FAQ

Q. 치아 옆 부분이 패인 이유가 무엇인가요?

A. 패인 이유는 여러 가지 이유가 있을 수 있습니다. 양치를 좌우로 하는 잘못된 양치방법, 씹는 힘이 강하거나 교합이 정상교합이 아닐 경우 치아 옆 부분에 과도한 힘이 전달되어 파이는 경우 등의 이유가 있을 수 있습니다. 치아 옆면이 패인것을방치 할 경우에는 신경까지 노출되어 신경치료 가능성까지 있기 때문에 조기 치료가 가능한 범위일 때 치료를 해주는 것이 가장 좋습니다.

교육 후 테스트

[레진]

1. 치아가 패이는 원인에 관해 설명해 보세요.

2. 우리병원의 레진시술 보증제도에 관해 고객에게 설명해 보세요. (역할극)

3. 레진(C/A)치료 후 간혹 일어나는 통증반응에 대해 설명해 보세요.

4. 레진(C/A) 시술 후 주의사항에 관해 고객에게 설명해 보세요. (역할극)

사전지식 테스트

【레진(R/F, PRR)】

1. 레진(R/F, PRR)이란 무엇입니까?

2. 레진(R/F, PRR)은 어떠한 경우 효과적이며 어떠한 경우는 치료가 어렵습니까?

3. 레진(R/F, PRR) 치료를 위해 준비할 사항에 관해 설명해 보세요.

4. 우리병원의 레진(R/F,PRR)치료 비용은 얼마입니까?

10. 레진 (PRR)

시술 개요

개념	레진이라는 재료로 손상된 치아부위가 비교적 크지 않거나 잘 보여 미적으로 중요한 위치에 있는 경우 사용하는 치과용 재료의 하나를 가리키는 것이다.
치료의 목적	충치
발생원인	R/F : 충치를 제거하고 난 부위에 Resin을 수복한다. PRR : 충치를 제거하고 난 부위에 Resin을 수복하고 충치가 없는 부분의 소와와 열구에는 Sealant를 하여 2차 충치가 생기는 것을 방지한다.
정기체크	3개월 마다 연락을 드려서 정기적으로 체크(유지, 보수) 받으시도록 한다.
비용	유구치 레진 : 원 (Sealant는 free) 유전치 레진 : 원 영구치 레진 : 원 영구전치 레진 : 원 PRR : 원

10. 레진 (PRR)

시술 준비

접점	진료실	준비내용
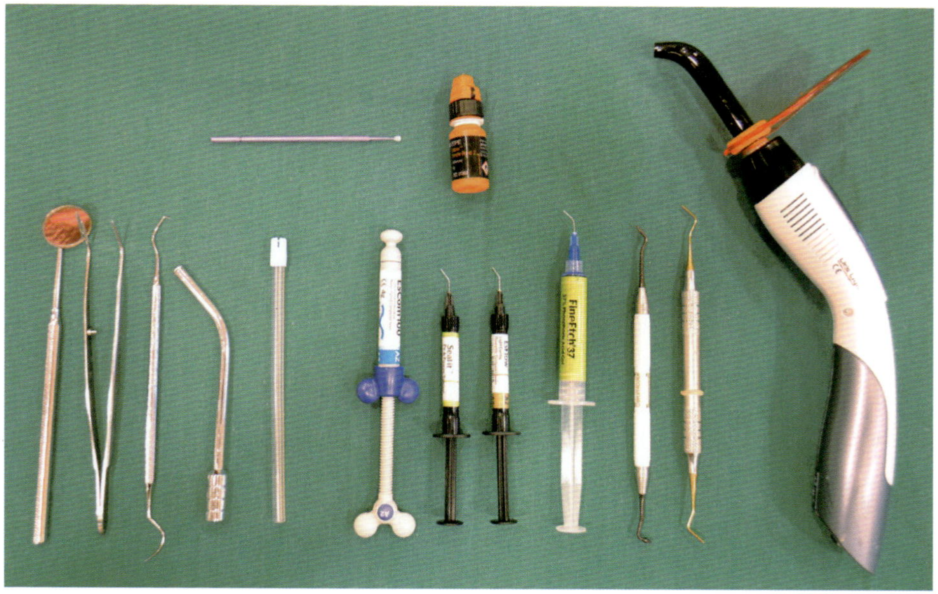		1. Etching 2. Bonding Agent 3. Micro Brush 4. Z-250 5. Flowable Resin 6. Sealant 7. Resin Applicator 8. Resin Condensor 9. Rubber Dam 10. 광중합기 11. Bur Set

10. 레진 (PRR)

시술 프로세스(1)

프로세스	장소	시간	직무	고객응대
시술 전	진료실	5분	① 재료 및 기구 준비 : 빼놓은 기구나 재료가 없는지 꼭 다시 한 번 확인 한다. ② Rubber Dam준비	치료할 내용에 대해 설명한다.
시술 중			Rubber Dam 걸기 ① 알맞은 부위에 Rubber Dam Punching 하고 올바른 Clamp를 고른다. ② 치아에 딱 맞게 Rubber Dam을 건다.	러버댐을 해야 하는 이유에 대해 충분히 설명한다. • 재료의 특성상 타액이 들어 가면 안되고, 환자보호를 위함. • 클램프를 치아에 끼우기 전에 꽉 누르는 느낌이 난다는 것을 설명한다.
			Pumicing : 브러쉬를 이용하여 치료할 부위를 깨끗이 세척하고 충치를 다시 한번 체크한다.	
			충치 부분 제거 (Preparation) – Diamond Round Bur를 이용하여 Under Cut이 있게 Prep한다.	
		15초	Etching : Enamel부위에 먼저 바르고 Dentin에 바른다. – Cavity가 깊은 경우 Ultra Blend(치수 이장재)를 얇게 깔고 한다. – 기포가 생기는 부위가 있으므로 약하게 문지른다.	
		5~15초	Washing : 잔여물이 남지 않도록 충분히 씻어낸다.	놀라지 않도록 물로 씻어낸다는 것을 알려준다.
		5초	Dry : Enamel은 분필 색이 되도록, Dentin은 약간 습기가 남을 정도 (너무 바짝 말리면 안됨)	놀라지 않도록 바람을 분다는 것을 알려준다.

시술 프로세스(2)

프로세스	장소	시간	직무	고객응대
시술 중	진료실	15초	1차 Bonding & Air Blow Brush에 묻혀 충분히 문지르고 약간 강하게 Air로 날린다.	• 놀라지 않도록 바람을 분다는 것을 알려준다.
		5초	2차 Bonding & Air Blow 살짝 바르고 Air로 약하게 펴준다.	
		20초	광중합 ① 400mW강도 기준으로 20초 정도(여러 번 조사) ② 조사면에 수직이 되도록 조사한다.	
		2분	Resin Filling : 충치부분을 제거한 부분에 Resin을 수복한다. ① 와동이 깊은 경우에는 Bonding 후 Flowable Resin을 먼저 와동 내면에 얇게 발라준다. ② Resin을 조금씩 쌓아 광중합하는 방식으로 여러 번 나눠서 와동을 채운다. ③ 와동 내에 빈 공간이 생기지 않도록 잘 다져 넣는다. [PRR 경우] Sealant : 충치가 없는 Groove나 Pit에 얇게 바르고 Explorer로 기포를 없애고 Micro Brush를 이용하여 과량의 Sealant를 닦아낸다.	
		20초	광중합 ① 400mW강도 기준으로 20초 정도. (가능하면 여러 번 조사) ② 조사면에 수직이 되도록 조사한다.	
		3분	Polishing Gingival Margin이나 인접면은 Final Diamond Bur, 교합면 및 최종 마무리는 White Stone을 이용한다.	• 물을 뿌린다는 것을 미리 알려 놀라지 않도록 한다.

시술 프로세스(3)

프로세스	장소	시간	직무	고객응대
시술 중	진료실	2분	Rubber Dam을 구강 내에서 제거	• 진료가 거의 마무리 되었음을 알리고 격려한다.
시술 후			교합조정 & 교합체크 : 교합지를 물려 높이를 확인을 한다.	• 딱딱딱 씹어보도록 하여 높이를 확인한다.
		2분	시술 후 주의사항 안내	• 치료 후 되도록 연한 음식물 먼저 드시고 적응되면 딱딱한 음식을 드시라고 설명 드림.

10. 레진 (PRR)

상담

상담포인트

1. 삭제량이 적고 유지력과 강도가 우수함
2. 시술시간이 짧다.
3. 심미성 강조(치아 색과 동일)
4. 폭 넓은 A/S 보장

FAQ

Q. 갈 치아인데 왜 이렇게 비싼 재료로 때워야 하나요?

A. (어금니의 경우) 12~13세까지 사용해야 될 치아이므로 한번 치료하실 때 보다 단단하고 좋은 재료로 치료해 주시는 것이 중요합니다. 지금은 비용이 부담스러우셔서 그대로 방치해 두시면 충치가 더 커져서 조그만 충격에도 치아가 쉽게 깨지고 자칫 잘못하다가 이를 뽑게 될 수도 있습니다. 간혹 뿌리 끝에 염증이 생겨서 바로 아래 영구치 싹에도 영향을 미칠 수 있으므로 조금 더 나은 재료로 치료해 주시면 저희가 정기적으로 검진하여 다시 충치가 생기면 보수, 관리해 드리니 생각해 보시고 결정해 주십시오.

Q. 보험 되는 재료와 어떤 차이가 있나요?

A. 보험이 적용되는 재료는 가격은 저렴하지만 이 재료에 비해 충격에 깨어지기 쉽고 구강 내 타액에 의해 강도의 면에서 큰 차이를 보입니다. 2차 충치 발생 가능성이 높아서 다시 치료해야 하는 경우는 치아 삭제량이 더 많아집니다. 따라서 처음부터 되도록 이면 단단한 재료로 마무리 해주시는 것이 좋습니다.

Q. 치료 후 바로 식사 해도 되나요?

A. 30분~1시간 정도 후에 식사를 하시고 되도록 이면 반대편으로 식사를 하십시오.

교육 후 테스트

레진(R/F, PRR)

1. 우리병원에서 보증하는 레진(R/F, PRR)의 종류와 사용방법, 치료보증기간과 보증내용에 대해 설명해 보세요.

2. 보험이 적용되는 재료와 레진(R/F,PRR)과의 차이점에 대해 설명해 보세요. (역할극)

3. 레진(R/F,PRR)치료를 받은 고객에게 팔로업은 어떻게 합니까?

4. 시술 후 주의사항에 대해 설명해 보세요. (역할극)

11. 발치 (Extraction)

- 최소의 외상으로 짧은 시간에 발치 할 능력은,
  생각을 깊게 하고, 머리 속으로 시술을 시뮬레이션 해보세요.
- 리퍼도 잘해야 합니다.

사전지식 테스트

[발치]

1. 발치란 무엇입니까?

2. 단순발치, 난발치, 매복치 발치는 각각 어떻게 다릅니까?

① 단순발치

② 난발치

③ 매복치

3. 발치 종류에 따라 시술과정에 필요한 준비사항을 설명해보세요.

11. 단순발치

시술 개요

개념	Elevator나 Forcep만으로 가능한 발치
발생원인	1) 치수가 병적 상태에 있으며 근관치료 등으로 보존 불가능한 치아 2) 치료가 곤란한 급성/만성 치주염에 포함된 치아 3) 교정 치료 시 발거대상치아, 심미장애치아, 보철치료에 장애가 되는 치아 4) 치아나 치조골의 외상으로 치료 불가능한 치아 5) 낭종 골수염 종양 및 골 괴사의 원인 치아 6) 치성염증의 원인 치아 7) 만기 잔존 치아
치료순서	마취 → 치주인대 절단 → 치아 탈구 및 발거 → 근침병소 소파 → (봉합) → 거즈물림
팔로업	봉합을 시행했을 경우 1주일 뒤 실밥제거 예약
비용	보험적용

11. 단순발치

시술 준비

접점	진료실	준비내용
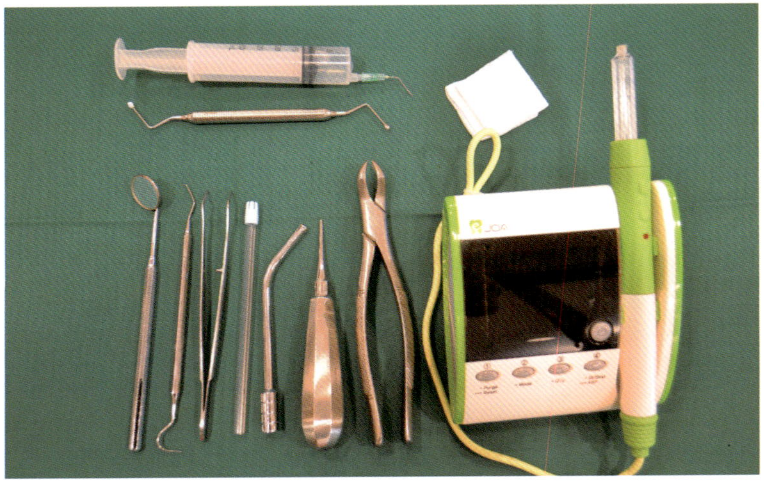		1. 기본기구 2. 마취재료 3. Elevator 4. Forcep 5. Surgical Curette 6. Gauze 7. 30cc Saline Syringe
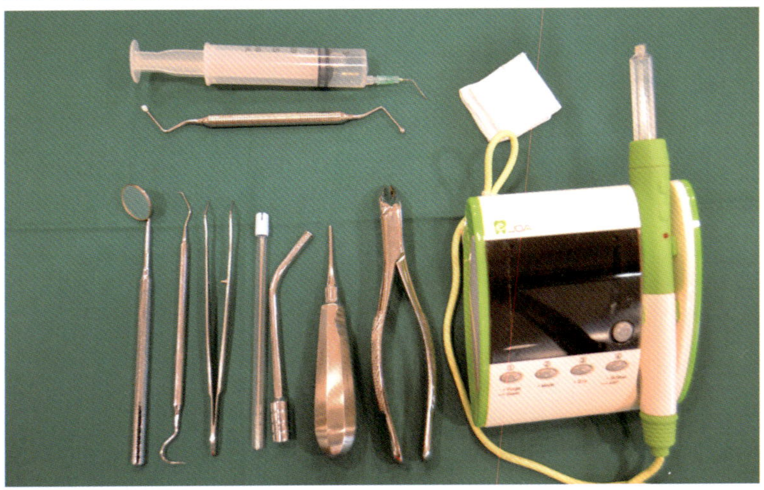		(상 : 상악 Forcep) (하 : 하악 Forcep)

11. 단순발치

시술 프로세스

프로세스	장소	시간	직무	고객응대
시술 전	진료실	5분	환자를 자리에 모신다.	Small Talk를 하면서 자리를 안내한다.
		5분	두려움을 최소화 하도록 환자를 진정시킨다.	자신의 치아상태와 치료과정, 수술 중, 후의 결과 및 예후에 대해 미리 설명한다.
		5분	발치 기구를 준비한다.	발치 기구는 환자 눈에 보이지 않도록 소공으로 덮어 놓는다.
		5분	마취를 시행한다.	"마취하실 때 조금 따끔하십니다." (손을 살짝 잡아준다.) "5~10분 후 마취가 충분히 되면 시작하겠습니다." "마취 느낌이 드세요?"
시술 중		5~10분	① Explorer로 치주인대를 절단한다. ② Elevator와 Forcep을 이용하여 치아를 탈구 시킨다. ③ Surgical Curette으로 발치와 근첨병소를 소파한다. ④ 하악 또는 상악 전치부일 경우 봉합한다.	환자가 안심 할 수 있도록 그때 그때의 상황에 맞게 간단한 설명을 드린다.
시술 후		10분	① 발치와에만 압력이 가해지도록 거즈를 정확히 물려준다. ② 주의사항을 알려준다. ③ 전산을 입력하고 약처방을 한다. ④ 봉합하였을 경우 1주일 뒤로 예약한다.	환자에게 수고하셨다고 격려한다. 중요한 사항은 한번 더 인지시킨다.
		5분	다음치료 설명, 예약, 소요시간 안내 시술 후 주의사항 안내	중요한 사항은 한번 더 인지시킨다. "거즈는 약 2시간 동안 잘 물고 있어야 합니다." "처방된 약은 정해진 날짜와 시간에 맞게 복용하세요." "침이나 피는 삼키시고 자주 뱉어내지 않도록 하세요." "음압을 유발시키는 행동은 삼가 해야 합니다.(담배 등)" "최소 1주 동안은 음주를 금지해야 합니다." "마취는 상악 2~3시간, 하악 3~4시간 지속 됩니다. 볼이나 입술을 씹을 수 도 있으니 식사는 마취가 풀리신 다음에 하세요.", " 발치 부위는 잇솔질은 피하시고 양치액으로 가볍게 헹구세요."

11. 단순발치

상담

상담포인트

1. 해당 치아를 발치 해야 하는 이유
2. 발치 후 주의사항 설명

① 솜은 두 시간 정도 꽉 물고 있다가 빼세요.
② 피나 침은 뱉지 마시고 삼키셔야 합니다.
③ 음료를 빨대로 드시면 안됩니다.
④ 술과 담배는 일주일 정도 하지 않도록 하세요.
⑤ 사우나, 찜질방, 수영은 하시면 안됩니다.
⑥ 식사는 이를 뽑은 반대편으로 하세요.
⑦ 약은 모두 드셔야 합니다.

FAQ

Q. 뿌리만 남아있는 치아를 뽑지 않으면 안되나요?

A. 잇몸 속에 뿌리가 남아 있다면, 구강 내 타액이나 음식물 등의 이유로 치아가 부식되며, 그 부식물로 인해 염증이 치아 주위조직에 발생하게 됩니다. 2차 염증발생을 방지하기 위해 불편하거나, 통증이 없더라도 뿌리를 빼주는 것이 좋습니다.

11-2. 난발치

시술 개요

개념	점막성 골막을 형성한 후 치조골을 삭제하거나 치아를 분할하여 발치하는 술식
발생원인	1) 치근이 만곡된 치아, 치근이개가 심한 치아, 백악질 증식으로 치근첨 비대가 심한 치아 2) 심한 우식증으로 치관이 파절될 가능성이 있는 치아, 실활치 3) 치조골이 유착된 치아
치료순서	마취 → 치주인대 절단 → 점막성 골막피판의 절개 및 박리 → 치조골 삭제 및 치아분할 → 치아 탈구 및 발거 → 병소 조직 소파 → 발치와 세정 → 피판의 재위치 및 종합 → 거즈물림
팔로업	다음날 Dressing, 일주일 뒤 실밥제거
비용	보험 진료비

11-2. 난발치

시술 준비

접점	진료실	준비내용
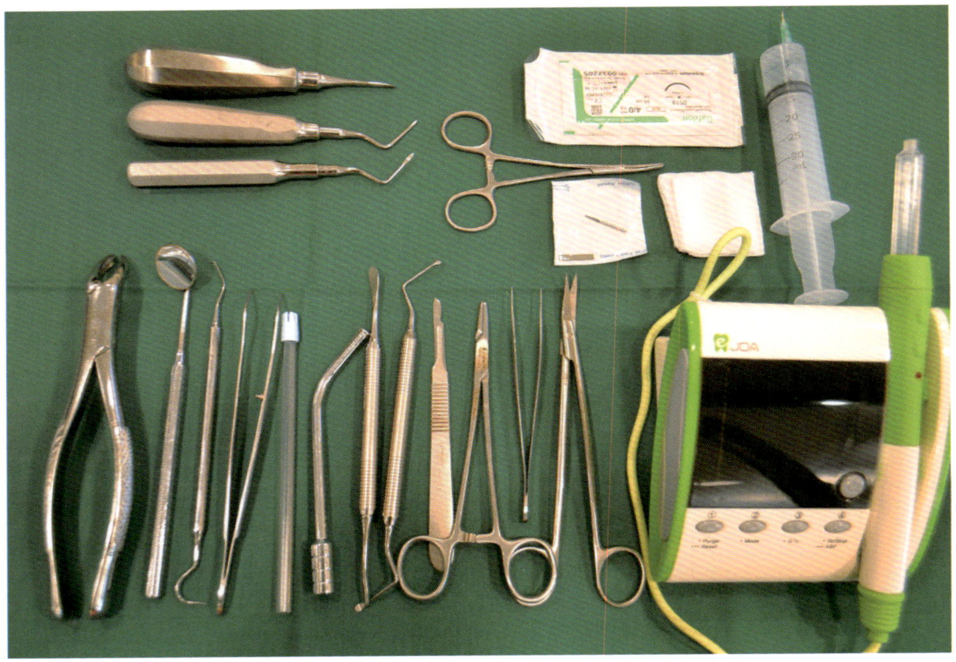		1. 기본기구 2. 마취재료 3. #15 blade 4. Periosteal Elevator 5. Elevator 6. Root Picker 7. Forcep 8. Surgical Curette 9. Mosquito 10. Tissue Forcep 11. Surgical Bur 12. 4/0 Black Silk 13. Needle Holder 14. Dean Scissor 15. Saline 16. Gauze

11-2. 난발치

시술 프로세스

프로세스	장소	시간	직무	고객응대
시술 전	진료실	5분	환자를 자리에 모신다.	Small Talk를 하면서 자리를 안내한다.
		5분	두려움을 최소화 하도록 환자를 진정시킨다.	자신의 치아상태와 치료과정, 수술 중, 후의결과 및 예후에 대해 미리 설명한다.
		5분	발치 기구를 준비한다.	발치 기구는 환자 눈에 보이지 않도록 소공으로 덮어 놓는다.
		5분	마취를 시행한다.	"마취하실 때 조금 따끔하십니다." (손을 살짝 잡아준다.) "5~10분 후 마취가 충분히 되면 시작하겠습니다." "마취 느낌이 드세요?"
시술 중		15~20분	① Explorer로 치주인대를 절단한다. ② #15 Blade로 골막을 절개하여 골 막을 골 표면으로부터 분리시킨다. ③ Surgical Bur나 Round Bur로 치조골을 삭제하거나 치아를 분할한다. Saline을 충분히 뿌려준다. ④ Elevator를 이용하여 치아를 탈구시킨다. ⑤ Surgical Curette, Mosquito, Tissue Scissor 등을 이용해 병소조직을 깨끗이 제거한다. ⑥ 엄지 검지를 이용하여 피판을 재위치 시키고 봉합한다.	환자가 안심 할 수 있도록 그때 그때의 상황에 맞게 간단한 설명을 드린다.
시술 후		10분	① 발치와에만 압력이 가해지도록 거즈를 정확히 물려준다. ② 주의사항을 알려준다. ③ 전산을 입력하고 약 처방을 한다. ④ 봉합하였을 경우 1주일 뒤로 예약한다.	환자에게 수고하셨다고 격려한다. 중요한 사항은 한번 더 인지시킨다.
		5분	다음치료 설명, 예약, 소요시간 안내 시술 후 주의사항 안내	"거즈는 약 2시간 동안 잘 물고 있어야 합니다." "처방된 약은 정해진 날짜와 시간에 맞게 복용하세요." "침이나 피는 삼키시고 자주 뱉어내지 않도록 하세요." "음압을 유발시키는 행동은 삼가 해야 합니다.(담배 등)" "최소 1주 동안은 음주를 금지해야 합니다." "마취는 상악 2~3시간, 하악 3~4시간 지속 됩니다. 볼이나 입술을 씹을 수 도 있으니 식사는 마취가 풀리신 다음에 하세요.", " 발치 부위는 잇솔질은 피하시고 양치액으로 가볍게 헹구세요."

11-2. 난발치

상담

상담포인트
1. 발치 동의서가 필요한 경우는 사전에 설명한 후 작성하게 한다. 2. 매복발치인 경우 발치 방법을 간단히 설명하고 대략적인 소요시간 등을 알려준다. 3. 발치 후 주의사항을 설명한다.

FAQ
Q. 이를 빼고 나면 어떻게 해야 하나요? A. 이를 빼시면 그 뺀자리에 잇몸과 뼈, 조직 등이 완전히 재생되기 까지는 4주에서 길게는 6주정도 걸립니다. 이 기간이 지난 뒤에는 상실된 치아의 기능을 회복하기 위해 임플란트를 식립하거나 뺀 치아 양 옆의 치아에 거는 브릿지 보철물을 통해 치아 기능을 회복하셔야 합니다.

11-3. 매복치 발치

시술 개요

개념	부적당한 악골의 길이나 맹출 공간의 부족으로 치아가 치조골 내에 매복된 것으로 난발치랑 동일 (점막성 골 막을 형성한 후 치조골을 삭제하거나 치아를 분할하여 발치하는 술식)
발생원인	1) 음식물 저류로 인해 치아우식증이 발생할 가능성이 있는 경우 2) 주위 치아의 위치 변동이나 치근 흡수를 가져오는 경우 3) 압력으로 치열과 교합에 이상을 가져오는 경우 4) 치배가 낭종과 종양을 형성하는 경우 5) 신경을 압박하여 신경학적 증상을 나타내는 경우 6) 의치 장착이 자극을 받을 경우 7) 치관주위염이 될 경우
치료순서	마취 → 치주인대 절단 → 점막성 골막피판의 절개 및 박리 → 치조골 삭제 및 치아분할 → 치아 탈구 및 발거 → 병소 조직 소파 → 발치와 세정 → 피판의 재위치 및 종합 → 거즈물림
팔로업	다음날 소독, 일주일 뒤 실밥제거
비용	보험 적용

11-3. 매복치 발치

시술 준비

<table>
<tr><th>접점</th><th>진료실</th><th>준비내용</th></tr>
<tr><td colspan="2">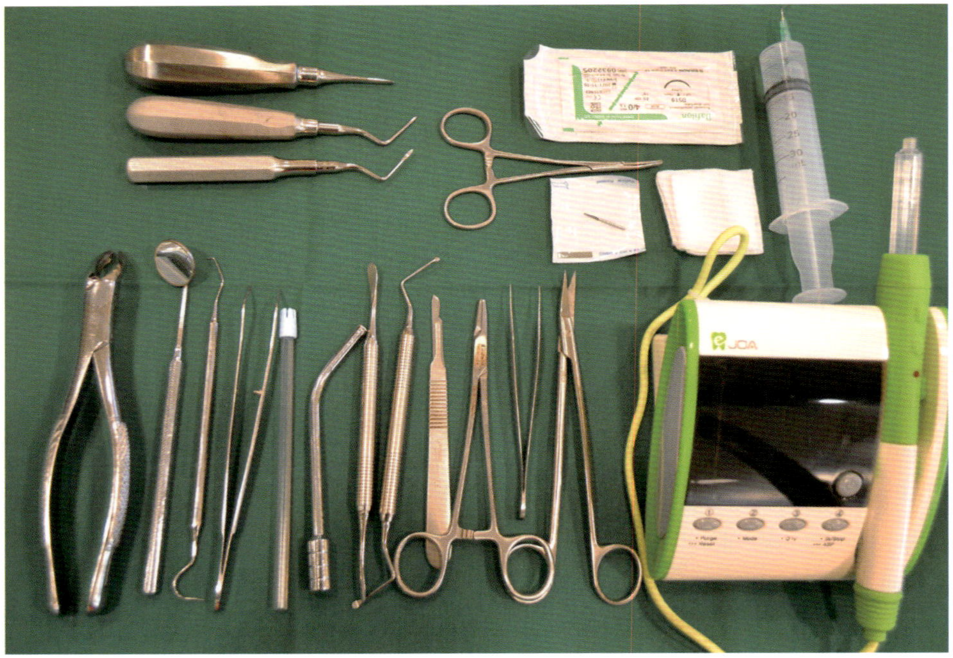</td><td>1. 기본기구
2. 마취재료
3. #15 blade
4. Kirkland Knife
5. Molt Curette
6. Periosteal Elevator
7. Elevator
8. Root Picker
9. Forcep
10. Surgical Curette
11. Mosquito
12. Tissue Forcep
13. Kramer Curette
14. Surgical Bur
15. 4/0 Black Silk
16. Needle Holder
17. Dean Scissor
18. 30cc Saline Syringe
19. Gauze</td></tr>
</table>

11-3. 매복치 발치

시술 프로세스

프로세스	장소	시간	직무	고객응대
시술 전	진료실	5분	환자를 자리에 모신다.	하악매복치 발치 시 신경과 가까운 경우 수술 동의서를 받는다. Small Talk를 하면서 자리를 안내한다.
		5분	두려움을 최소화 하도록 환자를 진정시킨다.	자신의 치아상태와 치료과정, 수술 중, 후의결과 및 예후에 대해 미리 설명한다.
		5분	발치 기구를 준비한다.	발치 기구는 환자 눈에 보이지 않도록 소공으로 덮어 놓는다.
		5분	마취를 시행한다.	"마취하실 때 조금 따끔하십니다." (손을 살짝 잡아준다.) "5~10분 후 마취가 충분히 되면 시작하겠습니다." "마취 느낌이 드세요?"
시술 중		15~20분	① Explorer로 치주인대를 절단한다. ② #15 Blade로 골막을 절개하여 골 막을 골 표면으로부터 분리시킨다. ③ Surgical Bur나 Round Bur로 치조골을 삭제하거나 치아를 분할한다. Saline을 충분히 뿌려준다. ④ Elevator를 이용하여 치아를 탈구시킨다. ⑤ Surgical Curette, Mosquito, Tissue Scissor 등을 이용해 병소조직을 깨끗이 제거한다. ⑥ 엄지 검지를 이용하여 피판을 재위치 시키고 봉합한다.	환자가 안심 할 수 있도록 그때 그때의 상황에 맞게 간단한 설명을 드린다.
시술 후		10분	① 발치와에만 압력이 가해지도록 거즈를 정확히 물려준다. ② 주의사항을 알려준다. ③ 전산을 입력하고 약 처방을 한다. ④ 봉합하였을 경우 1주일 뒤로 예약한다.	환자에게 수고하셨다고 격려한다. 중요한 사항은 한번 더 인지시킨다.
		5분	다음치료 설명, 예약, 소요시간 안내 시술 후 주의사항 안내	"거즈는 약 2시간 동안 잘 물고 있어야 합니다." "처방된 약은 정해진 날짜와 시간에 맞게 복용하세요." "침이나 피는 삼키시고 자주 뱉어내지 않도록 하세요." "음압을 유발시키는 행동은 삼가 해야 합니다.(담배 등)" "최소 1주 동안은 음주를 금지해야 합니다." "마취는 상악 2~3시간, 하악 3~4시간 지속 됩니다. 볼이나 입술을 씹을 수 도 있으니 식사는 마취가 풀리신 다음에 하세요."," 발치 부위는 잇솔질은 피하시고 양치액으로 가볍게 헹구세요."

11-3. 매복치 발치

상담

상담포인트

- 수술 동의서에 대한 설명한다.
- 여러 가지 후유증에 대한 설명을 정확히 해야 한다.
- 리퍼(Refer)를 잘 하는 것도 중요합니다.

FAQ

Q. 사랑니를 꼭 뽑아야 하나요?

A. 거의 모든 사랑니는 뽑는 것이 좋습니다. 물론 아프지 않더라도 사랑니가 누워서 났거나 부분적으로 잇몸 속에 덮여있는 경우는 반드시 뽑아야 합니다. 그렇게 제 자리를 찾지 못하여 비뚤게 나거나 누워서 나는 경우에는 그쪽으로 음식물도 잘 끼고, 칫솔 질도 힘들어 염증이 생기기 쉽습니다. 게다가 누워있는 사랑니가 썩어버리면 앞에 있는 어금니도 상하게 하는 경우가 많습니다. 또한 드문 경우이긴 하지만 뼈 속에 묻혀있는 사랑니에서 망종이나 양성종양 등이 생기기도 합니다. 따라서 이런 경우 아무런 증상이 없지만 예방적 차원에서 사랑니를 뽑는 경우가 있습니다.

Q. 이 뽑은 자리가 너무 아파요.

A. 이를 빼고 몇 일간 격렬한 통증이 오는 경우는 이를 뺀 자리에 혈액이 빠져나가 골면이 그대로 노출되어 감염이 되는 경우입니다. 이럴 때는 치과에 다시 내원해 이를 뺀 자리를 깨끗이 소독하고 혈액이 다시 고이도록 치료 받아야 합니다.

Q. 이를 뽑고 왜 술을 마시면 안되나요?

A. 출혈이 계속 될 수 있기 때문입니다. 술을 마시게 되면 혈액순환이 빨라져 출혈이 계속 되거나 피가 안 나던 상태에서 다시 출혈이 일어날 수 있기 때문입니다. 둘째로 상처의 치유가 잘 되지 않기 때문입니다. 방치한 부위는 염증 상태에 있게 되는데 이런 염증을 악화시키기 때문입니다.

Q. 아래 사랑니 쪽 잇몸이 아파요.

A. 아랫쪽의 사랑니가 잇몸에 매복되어 부어있는 경우 아래 사랑니 자체의 통증보다는 대합되는 위쪽 사랑니가 지속적으로 자극을 줌으로 인해 통증이 발생할 경우가 큽니다. 이럴 경우 먼저 대합되는 위쪽의 사랑니를 먼저 발치하여 일시적으로 아래 사랑니의 자극을 줄인 뒤 아래 사랑니를 발치하게 됩니다.

교육 후 테스트

【 발치 】

1. 진료실에서 고객이 겁먹지 않도록 배려할 사항에 대해서 정리해 보세요.

2. 마취 시 환자를 안심시킬 수 있는 방법에 대해서 정리해 보세요.

3. 발치 후 팔로업 과정에 대해 설명해보세요.

4. 발치 후 주의사항을 고객(환자)에게 설명해 보세요. (역할극)

12. 임플란트 (Implant)

- 상악동을 정복해야 합니다.
- 뼈(Bone)을 만들 수 있어야 합니다.
- 부착 치은(Attached gingiva)를 확보해야 합니다.

사전지식 테스트

【 임플란트 】

1. 임플란트란 무엇입니까?

2. 어떤 경우 임플란트를 권해 드립니까?

3. 임플란트 수술에 필요한 준비사항을 설명해보세요

4. 우리병원의 임플란트 종류별 선택법과 비용은 얼마입니까?

5. 임플란트 시술환자의 사전 체크 사항엔 무엇들이 있는지 설명해 보세요.

12. 임플란트

시술 개요

개념	상실한 치아를 대체하도록 만들어진 인공물체 : 상실된 치아를 대신하여 티타늄으로 만들어진 인공치근(Fixture)을 수술을 통해 치조골에 직접 삽입한 후, 그 상부에 치관(Crown)을 형성
발생원인	치아상실
치료순서	해당 부위 마취 → 수술준비(2nd 어시스트) → 수술실로 환자이동 → 체어 포지션Set → 시술부위 및 안면 Scrubbing → 멸균포 덮기, 시술 시 간단한 주의사항 설명 → 수술 →지혈 → Panorama Taking → 주의사항 설명+얼음 팩 제공+원장님 설명
팔로업	수술 당일 저녁 혹은 다음날 Happy Call 실시 수술 다음날 소독, 1주일 뒤 실밥제거를 원칙으로 한다. 실 제거한 후 1주일 재내원 하여 수술부위 한번 더 확인하도록 한다. 2차 수술 시기 상악 : 평균 4~6M 뒤(상악동 거상 시 6~8M) 하악 : 평균 3~4M 뒤(발치즉시 식립한 경우 4~5M) (임플란트 종류에 따라 달라질 수 있음.)
비용	임플란트 환자는 전체치료 계획이신 분이 대부분이기 때문에 Total Charge가 많다. 가급적 일시 납을 원칙으로 하나 비용이 크기 때문에 분납하기도 한다. ex) 500만원 중 1차 수술 시 300만원, 2차 수술 시 200만원 납입 오해발생을 막기 위해 수술 전 꼭 치료비 내역을 환자가 확인할 수 있게 한다. 원칙적으로 할인의 개념은 없으나 소개환자, 원장님 지시, 비용부담 등으로 인해 조금씩 할인해 드리는 경우가 있다.

12. 임플란트

시술 준비

접점	진료실	준비내용
	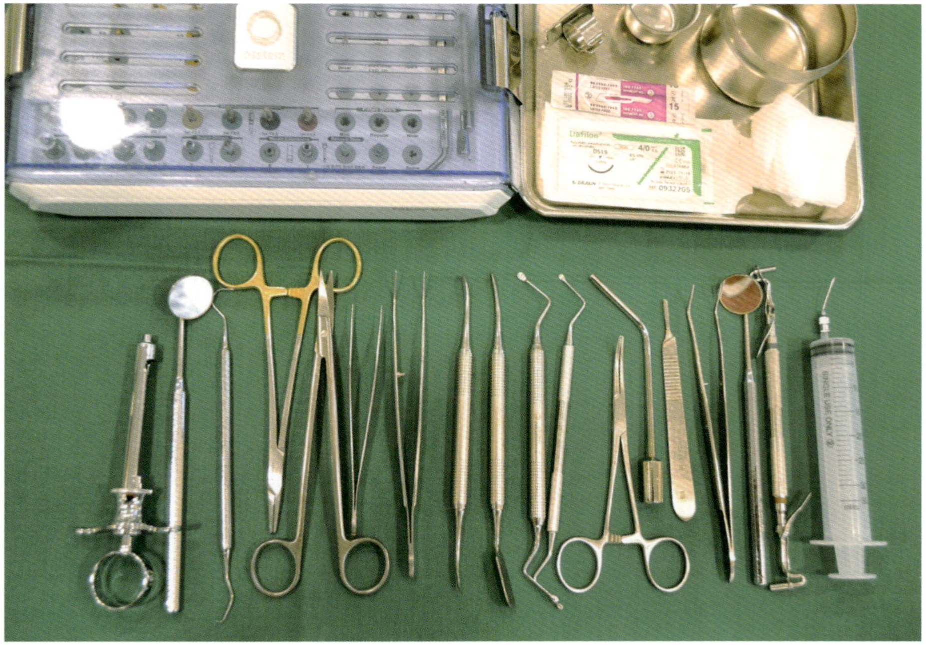	1. 기본기구 2. 마취재료 3. 베타딘볼 4. 임플란트 Kit 5. Blade(#15) 6. Pack Saline 7. Saline 1병 8. Nylon Silk(4-0) 9. 멸균된 Foil 10. 30cc Saline Syringe 11. Lidocaine Ample 12. 30Gauge Needle 13. 멸균포 14. Bioss Bone(필요 시) 15. 수술용 Glove 3개(술자 1, 보조자 2) 16. 멸균된 Gauze 17. 임플란트 기구 Set : 기본기구, Blade Holder, Probe, Tissue Forcep, Periosteal Elevator, Universal Curette(#13~14), Surgical Curette(2ea), Bone Rongeur, Tissue Scissor,Mosquito, Needle Holder, Dean Scissor, Injection, Suction Tip(얇은 것, 굵은 것), Dappen Dish, Saline Cup *Stent 필요 시 Stent제작, 준비

12. 임플란트

시술 프로세스(1)

프로세스	장소	시간	직무	고객응대
		5분	환자안내 : 차트 확인 (수술부위, 비용상담내용, 환자 성형 및 참고사항, 전신상태 미리 확인.) 환자의 이름을 부르고, 진료실 안내한다.	긴장을 풀 수 있도록 가벼운 Small Talk 실시
시술 전	진료실	1개 : 30분 2개 이상 : 1시간 뼈 이식 : 30분	1. 마취 : 모니터에 파노라마를 띄워놓고, 원장님 호출하여 해당부위에 마취한다. 발치 후 며칠, 몇 개월 이후 수술 환자는 원장님 보시기 전에 미리 발치 되어진 새 파노라마를 촬영한다. 2. 수술준비 ① Implant Engine, Hand Piece, 수술용 Saline Pack 작동을 확인한다. ② 멸균된 수술기구 Set, 인공Bone(필요 시), 멸균 글러브, 멸균 포, Blue Nylon, #15 Blade, 멸균Gauze, Foil, Needle, Lidocaine Ample, 20cc Saline Syringe, Saline(Pack, Bottle)을 준비한다. ③ 수술 Car및 수술실 체어를 알코올 솜으로 닦는다. ④ 오염을 막기 위해 멸균되어진 포로 수술 준비되어진 Car를 덮는다. ⑤ 수술 Car위에 멸균 글러브를 끼고, 수술기구를 놓는다. (원장님 시술 순서대로 외과 기구를 배열한다.) ⑥ 잠시 수술 글러브를 벗는다.	마취 시 따끔함을 설명, 겁이 많은 여성분의 경우 손을 가볍게 잡아준다.
			마취가 충분히 되었는지, 다른 불편사항은 없는지 확인하고 수술실로 이동한다.	급하게 화장실 가셔야 하면, 미리 다녀 오시게 끔 하고, 핸드폰으로 중요한 전화가 있으면 미리 통화하시게끔 한다.
			체어 포지션 체크 : 상악, 하악	

시술 프로세스(2)

프로세스	장소	시간	직무	고객응대
			시술부위 및 안면 Scrubbing : 핀셋으로 베타딘 볼을 집어서 수술부위와 안면에 소독한다. 입술을 다무시게 하고, 입술 안쪽→바깥쪽으로 타원형을 그리듯이 코, 턱, 아래쪽까지 Scrubbing 한다. 가능하면 전체적인 Plague 컨트롤도 병행해 준다.	"입술을 편안하게 다물어 주시겠습니까? 수술 주위를 깨끗하게 소독하는 것입니다. 이제 입술 주변으로 손을 올리시거나 혀를 내미시면 안됩니다." (베타딘 볼 사용 시 환자 옷에 흐르거나 묻지 않게 조심 한다.)
			다시 멸균 글러브를 착용하고 누워있는 환자 배위까지 멸균포를 덮는다. 수술용 Hand Piece 및 Suction Tip에도 멸균된 Foil로 감싼다.	"수술준비가 마무리 되었습니다. 긴장을 푸시고, 수술 중의 모든 과정은 멸균, 소독 처리해서 시술하기 때문에 갑자기 손을 올리시면 안됩니다. 아프시거나 힘드시면 왼쪽 손을 가볍게 들어 표시해 주세요."
시술 중	진료실		연조직 절개 및 박리 ① #15 Blade로 절개 → 가능하면 수직 절개를 피한다. 수직절개를 하게 되면 시야확보에는 좋으나 봉합이 까다롭고 시간이 더 걸리고 수술 후 통증도 더 심하다. ② Periosteal Elevator, Surgical Curette을 사용하여 치은박리	
			염증성 조직제거 : 원장님께서는 골삭제 전, 수술부위의 염증성 조직을 깨끗하게 제거한다. (Surgical Curette, Universal Curette ,Back Action Chisel, Tissue Scissor, Mosquito등 사용) → 이때는 시야확보를 위해 2nd 어시스트는 Saline을 반복적으로 뿌려서 세척해 주어야 한다. 실제로 염증성 조직이 제거되고 나면 Bleeding Control효과가 있어 식립 시 시야확보에도 더 효과적이다.	"긁는 느낌이 나실 겁니다. 염증조직을 제거하는 중입니다."

시술 프로세스(3)

프로세스	장소	시간	직무	고객응대
시술 중	진료실		골성형 및 골삭제 ① 골삭제전, 수술부위의 Bone Level을 맞추기 위해 골을 평편하게 다듬는다. (Bone Rongeur, Back Action Chisel 등 사용) ② 경우에 따라 자가 골 이식을 위해 미리 비염증성 자가 골을 채취 한다. → 이때는 Saline을 넣은 Dapper Dish에 채취한 자가 골을 담고 멸균된 거즈를 덮어둔다. (공기 중 노출방지) ③ Drilling (Guide Drill→ First Drill → Pilot Drill → Twist Drill → Counter Sink ④ Fixture식립과 Mount분리(저속회전 Hand Piece 및 Wrench사용) → Fixture는 식립직전에 Open 하여 식립 시 인접치나 Suction Tip에 절대 스치지 않아야 한다. ⑤ Cover Screw연결(적당한 사이즈의 Hexa Driver에 꽂아 전달)	– Drilling 시 "물이 많이 나오고 많이 울리실 겁니다. 숨은 코로 쉬세요 물은 바로 빼드릴 겁니다." – 상악 Drilling 시 "머리 까지 울리는 느낌이 드실 겁니다."
			선택적 골 이식 : 노출된 부위 보호, 심한 염증성 부위, 골 이식, Bone Level을 맞추기 위해 경우에 따라 골이식을 한다. → 이때는 원장님 지시에 따라 알맞은 용량을 준비해 드리고 Bone이 공기 중에 노출되는 시간을 최소화 하도록 한다.	
			봉합 : 봉합이 용이할 수 있도록 혀나 뺨 등을 격리시켜준다. 경우에 따라서 Tissue Forcep을 준비해 드린다. → 7~10일 후 봉합사 제거	

시술 프로세스(4)

프로세스	장소	시간	직무	고객응대
시술 중			지혈 : Saline으로 수술부위의 혈액을 깨끗이 세척하고 멸균 거즈로 압박한다. (원장님께서 손으로 꼭 누른다.)	체어를 올리고 환자분께 괜찮으신지 확인한다. 수술 시 많이 힘드시진 않았는지 Small Talk 한다.
			Panorama촬영 : 지혈이 된 후 환자분이 안정을 취하고 나면 Panorama촬영을 한다.	
시술 후	진료실	10분	주의사항 설명+원장님 설명 + Ice Pack제공 : 주의사항용지를 드리며 순서대로 설명한다. 수술 부위에 10분 간격으로 마사지를 할 수 있게 Ice Pack을 제공한다. 필요한 경우 죽을 제공한다.	수술성공여부, 수술 중 특이사항, 수술 예후 등은 원장님께서 직접 환자분께 설명 드리고 환자를 안심시키신다.
			차트작성 및 배웅 : 골질, 초기고정, 식립위치, Bone Graft 유무, 약처방 유무, 2차 수술 시기, 기타 수술 중 특이사항 등을 정확히 차트에 기록한다. 다음날 소독 약속을 한다.	모든 과정이 끝나면 "고생 많으셨습니다" 인사하고 정중하게 배웅한다. 야간 늦은 시간 수술의 경우, 미리 약을 처방, 구입해서 제공한다.
			시술 후 주의사항 안내 : 피가 나는 경우는 순간 압박 지혈하고 거즈는 가급적 가시기 전에 제거하도록 한다. (오히려 씹어서 잇몸 상태가 더 안 좋아지기 때문)	조금씩 스며 나오는 피나 침은 가급적 삼키세요. 힘든 수술의 경우 인공뼈를 이식한 경우는 다음날 부을 수 있습니다. (붓는 것은 정상이니 놀라지 마세요.) 처방된 약은 지시대로 복용해 주시고 헥사메딘으로 하루 3~5번식 수술 부위를 소독해 주세요. 3~4일까지는 부드럽고 차가운 음식 위주로 식사해주세요. 수술 당일에서 2일 까지는 10분 간격으로 냉찜질을 해주세요 술, 담배는 약 3~5주 이상 피하셔야 합니다. 사우나, 무리한 운동 같은 혈액순환이 잘되는 행동은 당분간 피해주세요. 통증이 있거나 지혈이 안되거나 의문사항이 있는경우 병원으로 문의해 주시기 바랍니다."

12. 임플란트

상담

상담포인트

1. 파노라마 촬영 후 임플란트 상담을 원칙으로 한다. 환자분이 담당 위생사의 상담으로 수술에 동의하셨더라도 수술담당 원장님의 임플란트 상담을 원칙으로 한다.
2. 원장님 상담 시, 임플란트 모형을 준비해 드리고 원장님께서 상담 하시는 치료내용을 정확히 차트기록 하도록 한다.
3. 원장님 상담이 끝나시면 수술 담당 위생사가 수술 약속을 하면서 비용상담 및 납부방법을 한번 더 확인한다.
4. 수술 약속 시, 같은 시간에 다른 약속을 할 수가 없기 때문에 약속 이행을 한번 더 당부시켜 드리고 불이행 예정 시 꼭 미리 전화를 달라고 말씀 드린다.

FAQ

Q. 수술은 아프지 않나요?

A. 마취가 충분히 되면 수술하기 때문에 수술 중 통증은 거의 없습니다. 혹시라도 수술 중에 아프시 면 왼쪽 손/발을 들어 표시 해 주세요. 마취를 추가로 해 드립니다. 수술 후 마취가 깨면 통증이 나타날 것입니다. 그때는 처방해 드린 약을 드시고 냉찜질 해 주시면 도움이 되실 것입니다.

Q. 술 또는 담배는 언제까지 참아야 하나요?

A. 수술 후 잇몸에 상처가 완전히 아물 때까지 약 3~4주 동안은 술을 피해주셔야 합니다. 특히 초기 1~2주는 꼭 삼가 해 주셔야 합니다.

Q. 오늘 식립하면 바로 이가 올라오나요?

A. 최근에 앞니의 경우는 "Immediate Loading"이라고 해서, 가능하면 수술 즉시 임시 치아까지 완성해서 심미성까지 확보하는 경우가 있습니다. 하지만 임플란트가 뼈와 결합하는데 최소 2~6개월의 고정기간이 필요하기 때문에 평생 쓰실 치아를 생각하신다면 충분한 고정기간 후 보철을 하시는 게 좋습니다.

Q. 임플란트 수명은 영구적인가요?

A. 임플란트는 다른 건강한 자연치아와 수명이 동일하다고 생각하시면 됩니다. 만약, 관리가 잘 안되어 뼈 파괴가 많이 진행되면 자연치아도 흔들려서 발치 하듯, 임플란트도 발치 하는 경우도 있습니다. 그만큼 구강관리를 잘 하셔야 하고 불편한 것이 없더라도 6개월에 한번씩 꼭 정기검진을 받아주셔야 평생 유지하실 수 있습니다.

12. 임플란트 (2nd OP)

시술 개요

개념	상실 치아에 임플란트식립 한 뒤 상악 4~5개월, 하악 2~3개월의 적정기간이 지난 후 Panorama또는 Standard X-Ray를 촬영하여 Bone의 질을 평가한 뒤 인공치아를 올리기 위해 매식체가 식립 되어 있는 상부 잇몸을 열어Healing Cap을 체결하는 과정
필요한 경우	임플란트식립 후 상부구조 연결을 위해 식립한 부위에 잇몸 제거
치료순서	Panorama(또는 Standard X-Ray)촬영 → 마취 → Incision(Blade Or Laser) → ISQ측정(수치 60이상 치료 진행) → Healing Cap연결, 또는 Abutment 체결 후 임시치아 *ISQ수치가 60이하이거나, 전치, 소구치, Full Case의 경우 Bite의 기능회복을 위해 Suture한다.
팔로업	필요 시 약처방 일주일 후에 실밥제거
비용	

12. 임플란트 (2nd OP)

시술 준비

접점	진료실	준비내용
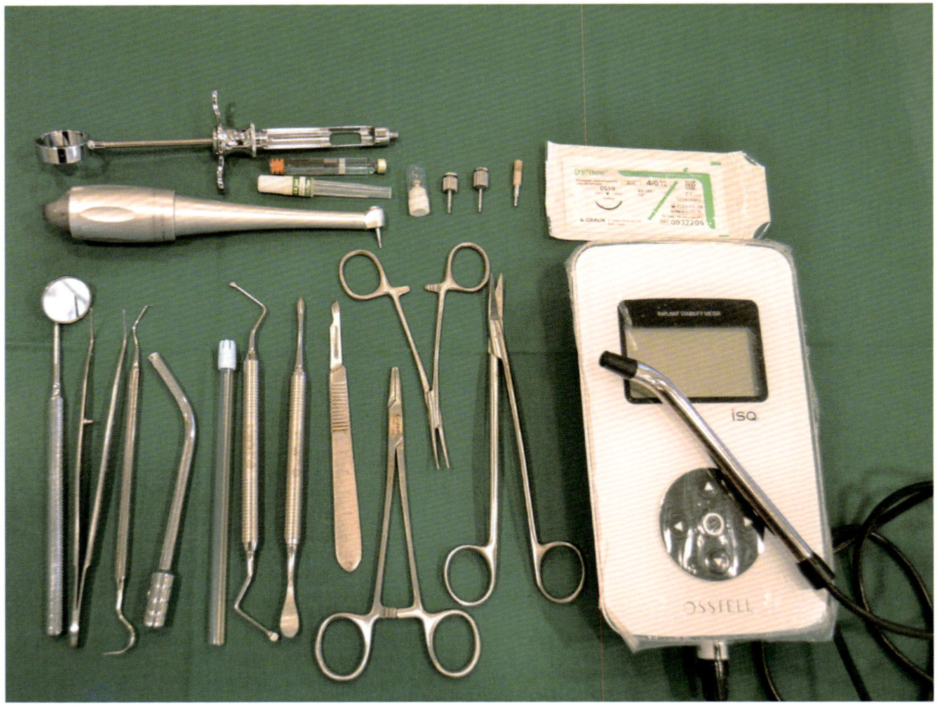		1. 기본기구 2. 마취재료 3. #15 blade 4. Blade Holder 5. Surgical Curette 6. Tissue Forcep 7. Periosteal Elevator 8. Curved Mosquito(or Kelly) 9. Scissor 10. Needle Holder 11. Black Silk(or Nylon Silk) 12. Healing Abutment 13. Driver(#1,2) 14. 30cc Saline Syringe 15. Gauze * Laser가 있을 경우 Laser준비

12. 임플란트 (2nd OP)

시술 프로세스

프로세스	장소	시간	직무	고객응대
시술 전	진료실		환자안내 : 차트 확인(수술부위, 비용상담내용, 환자성향 및 참고사항 미리 확인) 환자의 이름을 부르고, 진료실 안내한다.	"오늘은 임플란트를 덮고 있는 잇몸을 제거하는 2차 수술을 하실 겁니다." "일주일이나 열흘 정도 지나 경과에 따라 보철물 제작을 진행하실 겁니다."
시술 중			① 해당 부위를 마취한다. (Laser 필요 시 준비) ② 시술 부위를 절게 한다.(Blade 또는 Laser) ③ Periosteal Elevator를 이용하여 시술부위 잇몸을 Flap한다. ④ Cover Screw가 노출되면 Driver로 Cover Screw를 푼 뒤, 잇몸 깊이와 폭을 고려하여 알맞은 Healing Cap을 체결한다. ⑤ 절개 부위를 Black Silk(or Nylon Silk)로 Suture 한다.	마취하실 때 조금 따끔하십니다." (손을 살짝 잡아준다.) "5~10분 후 마취가 충분히 되면 시작하겠습니다." 시술 중 시야 확보를 위해 Suction에 유의 Periosteal Elevator로 잇몸을 열 때 눌리는 느낌을 안내 "잇몸에 눌리는 느낌이 있으실 거예요." "불편하시면 왼손을 살짝 들어 주십시오." Cover Screw제거나 Healing Cap체결 시 Driver가 구강내로 떨어질 수 있기 때문에 혀 뒷부분에 Gauze를 이용해 막아놓아 기도로 넘어가는 것을 방지한다. "코로 천천히 숨 쉬세요. 목안에 무언가 떨어져도 삼키지 마십시오."

12. 임플란트 인상채득

시술 개요

개념	
발생원인	
치료순서	잇몸 체크 → ISQ측정 → Coping 체결 → X-Ray Taking → Impression → Healing 연결, 또는 필요 시 Temporary Crown제작 → 대합치 Alginate → Bite 채득 (Zirconia, PFM, PFG 의 경우 Shade 측정)
팔로업	Single Crown의 경우 일주일 ~ 일주일 후 완성 Single Crown이상의 경우 일주일 후 Adap, -Crown 완성은 그 뒤 일주일
비용	

12. 임플란트 인상채득

시술 준비

접점	진료실	준비내용
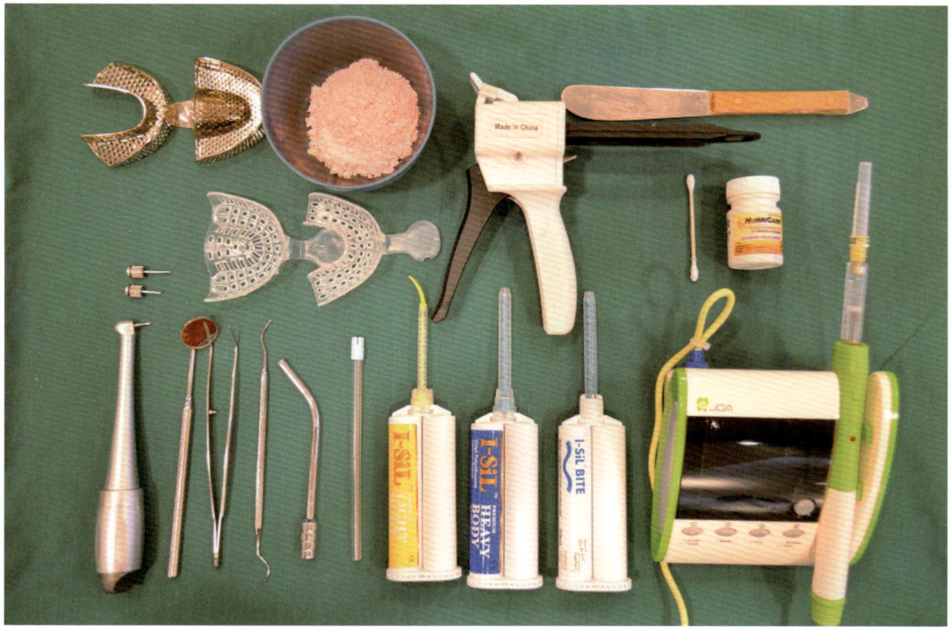		1. 기본기구 2. 마취 재료 3. 임플란트 전용 Tray 4. Light Body 5. Heavy Body 5. Alginate 7. Metal Tray 8. Driver 9. Rubber Bowl

12. 임플란트 인상채득

시술 프로세스

프로세스	장소	시간	직무	고객응대
시술 중	진료실	5분	① 환자에게 Implant Impression의 목적 설명	"이제 임플란트에 이를 올리기 위해서 본을 뜨도록 하겠습니다."
		30분	① 식립한 자리에 Healing Cap을 뺀 뒤 해당 임플란트에 맞는 Impression Coping을 연결한다. ② 연결 후 Standard X-Ray 촬영(식립각도가 잘 보이게 촬영) ③ Coping 상부부위가 잘 보일 수 있는 Implant Tray를 Coping 부위와 맞춰 본다. (개수가 여러 개일 경우 Silk와 고정용 레진으로 고정한다.) ④ 주변 인접치아를 확인하여 Space또는 Crowding이 심한 경우 Wax로 Block Out을 한다. ⑤ Tray가 잘 맞으면 Coping과 주위 잇몸 조직 부위를 Dry한 후 Light Body를 주입한다. 이 때 보조자는 Implant Tray에 Heavy Body를 담는다. ⑥ Tray를 상부부위에 적합한 후 Coping의 위가 보이도록 Rubber를 제거해 상부부위를 노출 시킨다. ⑦ Timer를 5분으로 맞춘다. ⑧ Rubber Setting이 지난 후 Screw상부부위에Driver를 넣어 돌려서 Screw가 풀렸는지 확인한다. ⑨ Implant Tray를 구강 내에서 빼낸다. ⑩ 환자를 양치 시킨 후 다시 Healing Abutment, Temp Cr을 체결한다. ⑪ 대합치를 Alginate인상 채득 한다. * Zirconia, PFM, PFG 보철물인 경우 Shade확인 일주일 후 Setting예약	환자가 장시간 입을 벌리고 있어야 하므로 양치를 자주 시켜준다. "불편하시면 왼손을 들어 주세요"

교육 후 테스트

【 임플란트 】

1. 임플란트의 종류와 식립방법에 대해 설명해 보세요.

2. 지대주의 종류를 설명해 보세요.

3. 임플란트 인상방법에 대해 설명해 보세요.

4. 임플란트 수술 전 고객(환자)에게 어떤 준비를 시켜야 합니까? (예: 화장실, 가운..)

5. 임플란트 수술 시 어시스트는 몇 명이 필요하고 각자의 역할은 무엇입니까?

6. 임플란트 고객을 팔로업 하는 방법과 내용에 대해 설명해 보세요.

7. 임플란트 수술 후 주의사항에 관해 고객에게 설명해보세요. (역할극)

13. 부분 틀니 (Partial Denture)

- Frame을 구강내에 장착한 후, Rest seat 부위를 손으로 눌렀을 때, 아주 작은 움직임도 없어야 합니다.

사전지식 테스트

【 부분 틀니 】

1. 부분틀니란 무엇입니까?

2. 어떤 경우 부분틀니를 권해 드립니까?

3. 부분틀니 시술과정에 필요한 준비사항을 설명해보세요.

4. 우리병원의 부분틀니 비용은 얼마입니까?

13. 부분 틀니

시술 개요

개념	• 상하악 치열의 일부 상실치와 관련 조직의 결손을 수복하기 위하여 부분 무치악 환자에게 적용되는 환자 자신이 제거, 장착 할 수 있는 보철물 • 잔존 구강조직을 가능한 한 건강한 상태로 보존하는 것이며, 저작과 발음 등의 기능과 심미성을 회복 개선 하는 것.
발생원인	환자의 관리 소홀로 인해 인체조직이나 기관의 일부 또는 전부가 상실된 경우
치료순서	개인 Tray 제작 → Border Molding → Frame & Wax rim(Bite CK) → Wax Denture (배열) → Delivery(완성)
팔로업	1주일 간격으로 약 5번 내원 (기간 5주)
비용	악당 Denture비용 : 원

13. 부분 틀니

시술 준비(1)

접점	진료실	준비내용
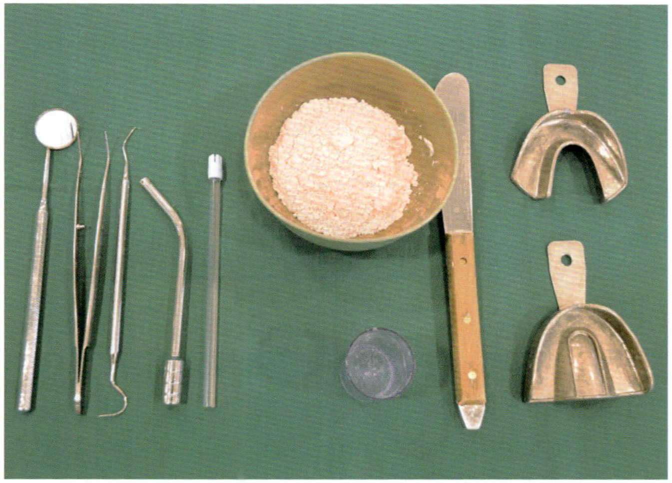		[1일 개인 Tray 제작] 1. 기본기구 2. Metal Tray 2. Spatula 3. Alginate 4. Rubber Bowl
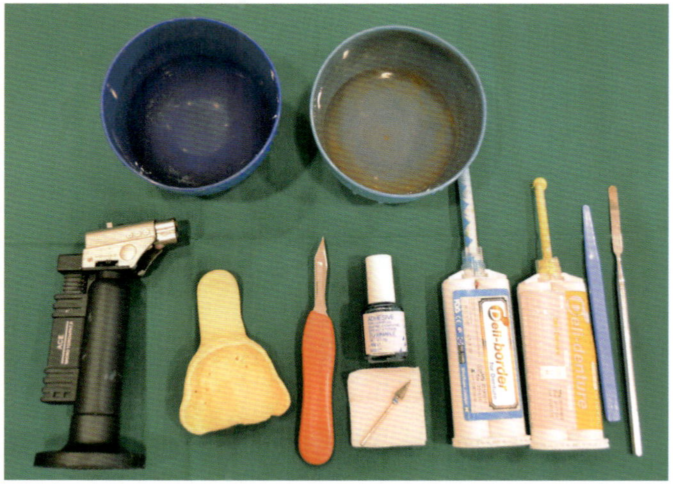		[2일 Border Modeling, 최종인상] 1. Individual Tray 2. Modeling Compound, 3. Adhesive(접착제) 4. Torch 5. 찬물(얼음), 뜨거운 물 6. #25 blade 7. 알코올램프, 8. Plastic Spatula 9. 러버인상재(In, Re) 10. Denture Bur

시술 준비(2)

접점	진료실	준비내용
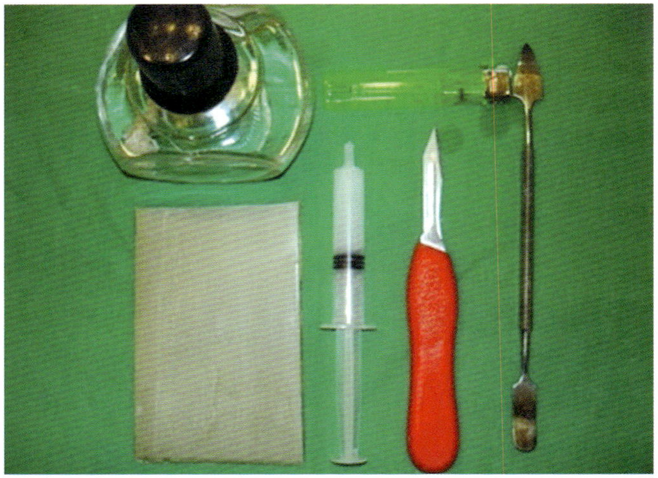		[3일 Frame & Wax rim] 1. #25 blade 2. Alu- wax 3. 알코올 램프 4. Wax Spatula 6. Vaseline
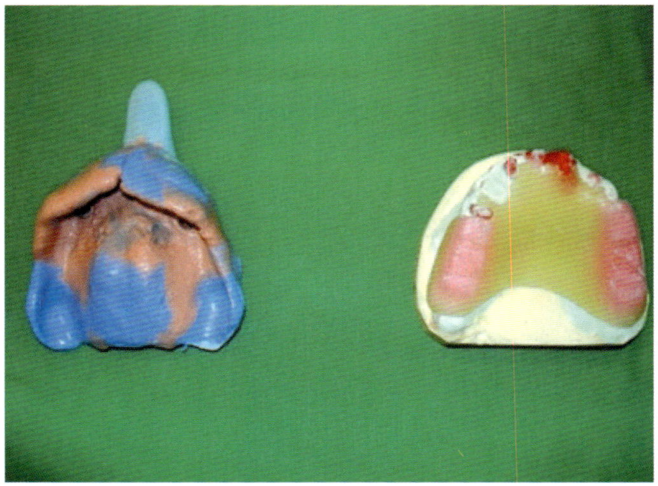		[5일 Delivery] 1. Denture bur 2. 교합지 3. 사진 찍기

13. 부분 틀니

시술 프로세스(1)

프로세스	장소	시간	직무	고객응대
시술 전	진료실	30분	환자안내 : 차트 확인(수술부위, 비용상담내용, 환자성향 및 참고사항 미리 확인) 환자의 이름을 부르고, 진료실 안내한다.	긴장을 풀 수 있도록 가벼운 Small Talk 한다.
			시술 전 상담, 치료계획, 사용 전 주의사항 설명 – 방사선 사진 기타자료를 이용하여 치료계획을 수립하고, 설명&동의를 얻는다.(다소 수정 가능성 설명드림) – 국소의치의 목적,필요성을 이해시키고 예상되는 치료에 걸리는 기간, 내원 횟수, 주의사항 교육	자료를 보여드리며 설명한다.
시술 중(1)		1시간	전처치 : 발치해야 할 치아, 골 융기, 불량보철물, 재수복 등 국소의치의 장착을 위한 구강상태를 확인하고 치료한다. ① Margin을 확인한다. ② Sulcus의 깊이에 따라 즉, 치주상태에 따라 Cord를 선택하여 넣는다. ③ Margin이 보이는지 확인하고, Second Cord를 넣는다. (이때 술자는 cord를 넣고뜰 것인지 빼면서 뜰 것인지 잘 판단해야 한다.) ④ 치아를 격리한다. ⑤ 환자의 교합을 확인하고 Tray를 물려본다. ⑥ 치아를 건조 시킨다. ⑦ Margin 주위로 Light Body를 주입한다. ⑧ Air로 Margin안에 Rubber가 들어가게 불어준다. (이때 Air를 너무 세게 불어 Rubber가 날아가지 않게 조절을 잘해야 한다. 그리고 너무 오랫동안 Air를 불어 중간에 Rubber가 굳는 것을 주의해야 한다.) ⑨ 다시 Light Body를 주입한다. ⑩ Air로 살짝 불어준다. (이때 어시스트는 Bite tray에 Heavy Body를 담는다.) ⑪ Light Body를 치아에 넉넉하게 올린다. ⑫ Heavy Body가 담긴 Tray를 환자의 구강 내에 넣고 양쪽 어금니로 앙 물게 한다.	• 인상채득 시 말을 하거나 입을 벌리지 않음을 설명한다. • 출혈이 심할 경우 재인상 설명한다. "양쪽 어금니로 앙 다물어 보세요" "괜찮으시죠? 이렇게 앙 다무시면서 본을 뜰 겁니다." 주의사항을 말해준다. "고무 같은 걸로 본을 뜰 건데 5분이 지나면 굳을 겁니다. 목으로 넘어가거나 하지 않으니 본뜰 때는 코로 숨을 쉬세요" • 코드삽입의 이유를 설명한다. : 정확한 인상채득을 위해 치아와 잇몸을 격리시킨다.

시술 프로세스(2)

프로세스	장소	시간	직무	고객응대
시술 중(2)	진료실	1일(20분)	[개인 Tray 제작] Tray 선정– 잔존치조제보다 약6mm 공간 여유가 있는 Tray선정 개인Tray를 위한 Alginate인상채득 (정확한 Border의 인상채득을 위해 정량보다 되게 Mixing 해야 한다.)	• 환자의 긴장을 풀어준다. (편안한 틀니를 사용하기 위한 가장 중요한 작업이라고 설명한다.)
		2일(30분)	[Border Molding] 제작된 개인 Tray 시적 Modeling Compound를 알코올램프의 불꽃에 연화하여 Tray변연부에 부분적으로 첨가하면서 온탕속에 통화시킨 후 구강 내 위치시키고 구강 근육기능운동을 하도록 하거나 술자가 도와서 변연 형성	틀니의 유지를 위해 잇몸 부위를 정확히 얻기 위한 인상과정 임을 설명한다.
		2일(30분)	[최종인상] 최종 인상재가 들어갈 공간을 마련해 주기 위해 변연형성 전 Compound Border를 따라 0.5~1.0mm 정도 균일하게 기공용 Knife로 제거한다. – Tray에 접착제(Adhesive)를 얇게 도포하여 Tray 내면 및 변연부와 그 외측면에 기포가 들어가지 않도록 균일하게 주입한다. 보조자는 지대치에 Light Body 주입	틀니의 유지를 위해 잇몸 부위를 정확히 얻기 위한 인상과정 임을 설명한다.
		3일(20분)	[Frame & Wax rim] – 제작해온 기공물을 시적 한다. – 교합제와 대합치 사이에1mm공간을 부여 한다. – 교합제 홈 형성 후 Alu-Wax를 올리고 교합 채득한다.	환자의 교합을 찾는 과정임을 설명한다.
		4일(20분)	[Wax denture (납의치)] – 납의치의 시험 적합 한다. – 인공치아의 형태와 색조, 크기 및 정중선 일치등 배열에 대한 검사 – 자연스러운 외형이 되는지 입술의 지지도 검사 – 지대치와 의치상의 적합상태 – 교합고경과 교합상태의 검사 – 발음장애 여부	• 완성된 틀니의 전 단계임을 설명한다. • 교합이나 수정할(불편한) 부위가 있는지 물어본다.

시술 프로세스(3)

프로세스	장소	시간	직무	고객응대
시술 중(3)	진료실	5일(20분)	Delivery(완성) – 의치의 적합성 – 교합오차의 조정 – Clasp의 유지력 조절 등을 검사한다.	
시술 후	상담실	10분	다음 진료예약, 설명, 소요시간 안내 시술 후 주의사항 안내	• 완성한 당일은 무조건 하루 종일 끼고 다음날 꼭 내원한다. • 그날은 끼고 잔다. (아픈 부위를 알 수 있다. 조정가능) • 틀니는 꼭 앉아서 물을 받아놓고 씻는다. • 떨어뜨리면 파절의 위험이 있다.
팔로업	진료실		다음 내원 일정 및 정기검진 안내	

13. 부분 틀니

상담

상담포인트
1. 국소의치 사용 및 관리에 대한 주의사항 설명, 구강위생교육 그리고 정기적 유지에 대한 교육이 필요. 2. 이런 사전지식이 주어진다면 환자들의 기대수준을 조정할 수 있고 의치에 적응하고자 하는 적극적 태도를 이끌어 낼 수 있을 것이다.

교육 후 테스트

【 부분 틀니 】

1. 부분틀니 전반적인 제작과정에 대해서 설명해 보세요.

2. 부분틀니 사용 방법에 관해 고객에게 설명해 보세요. (역할극)

3. 부분틀니 고객을 팔로업하는 방법과 내용, 횟수에 대해 설명해 보세요.

4. 부분틀니 시술 후 주의사항에 관해 고객에게 설명해보세요. (역할극)

14. 전체 틀니 (Full Denture)

– 예비인상이 중요합니다.

– Retention은 교합입니다.
: 교합 체크 시 상악 전치부에 항상 왼손을 대 보세요.

– 환자분의 기대치를 낮추어야 합니다.

– 하악 전체틀니는 임플란트 지지 Overdenture를 권하세요.

사전지식 테스트

전체 틀니

1. 전체틀니란 무엇입니까?

2. 어떤 경우 전체틀니를 권해 드립니까?

3. 전체틀니 시술과정에 필요한 준비사항을 설명해보세요.

4. 우리병원의 전체틀니 비용은 얼마입니까?
   - 보험(대상자)
   - 일반

14. 전체 틀니

시술 개요

개념	상악 혹은 하악의 전치열과 이에 관련된 구조물들을 대체하는 가철성 치과보철물
필요한 경우	환자의 관리 소홀로 인해 치아전부가 상실된 경우
치료순서	개인 Tray 제작 → Border Molding → Frame & Wax Rim(Bite CK) → Wax Denture (배열) → Delivery(완성)
팔로업	1주일 간격으로 약 5번 내원 (기간5주)
비용	악당 Denture비용 : 원 (만 75세 이상은 보험적용)

14. 전체 틀니

시술 준비(1)

접점	진료실	준비내용
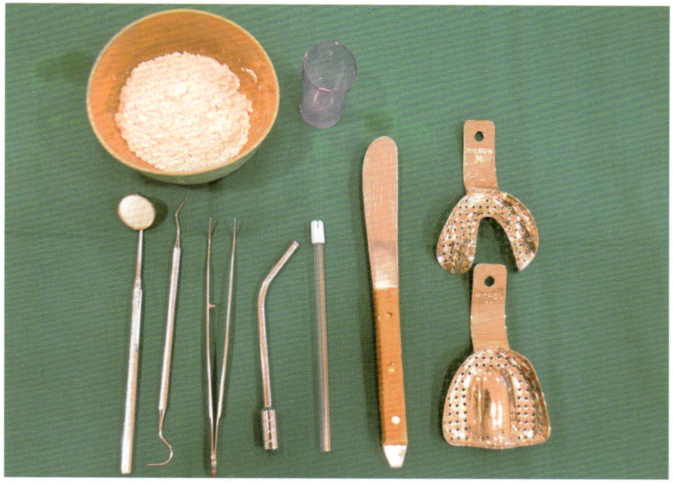		[1일 개인 Tray 제작] 1. CDG Tray, 2. Rubber Bowl 2. Spatula 3. Alginate
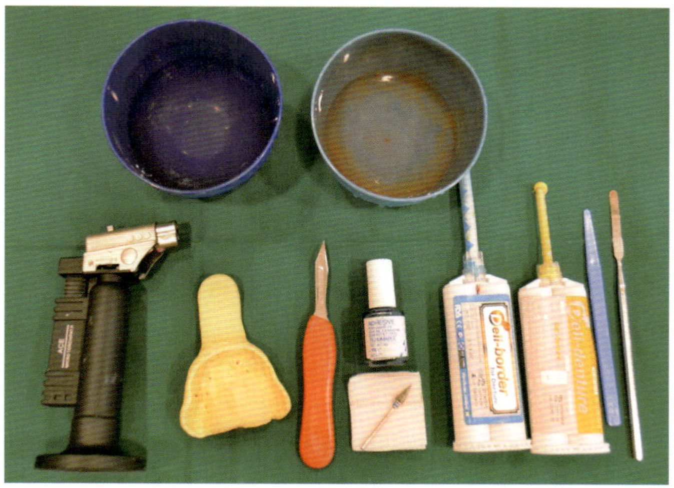		[2일 Border Modeling, 최종인상] 〈 모바일 카 위 준비사항 〉 1. Modeling compound, 2. Adhesive(접착제) 3. 도치 4. 찬물(얼음), 뜨거운 물 5. #25 knife 6. 알코올램프, 7. Plastic Spatula 8. 러버인상재(Regular) 〈 유니트 체어 위 준비사항 〉 Denture Bur

시술 준비(2)

접점	진료실	준비내용
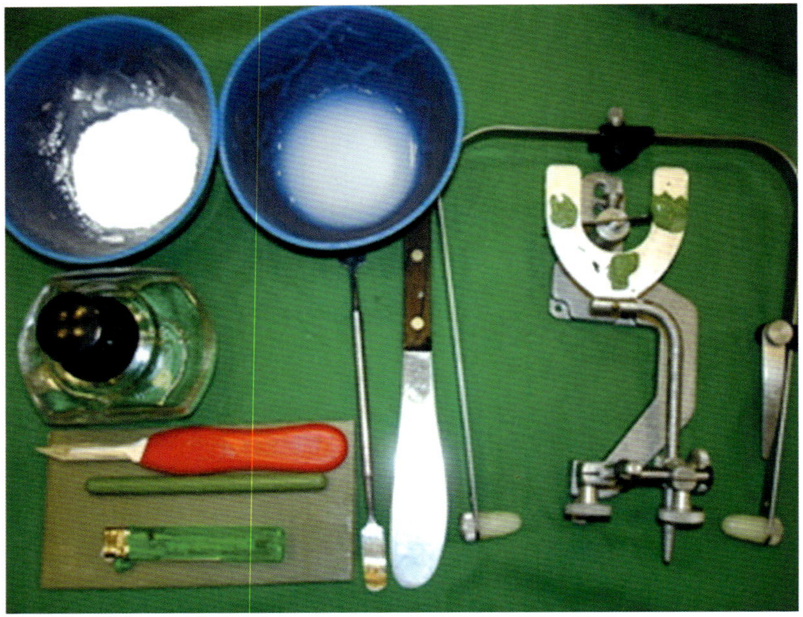		[3일 Frame & Wax rim] 1. 눈금 자 2. #25 Blade 3. Wax 4. Spatula 5. Vaseline 6. Alu– wax 4. 알코올램프 5. Plasta, Plasta 같은 물 6. Face bow [5일 Delivery] Denture bur Y자형 교합지

14. 전체 틀니

시술 프로세스(1)

프로세스	장소	시간	직무	고객응대
시술 전	진료실	30분	환자안내 : 차트 확인(수술부위, 비용상담내용, 환자성향 및 참고사항 미리 확인) 환자의 이름을 부르고, 진료실로 안내한다.	긴장을 풀 수 있도록 가벼운 스몰 토크를 한다.
			진단과 치료계획 : 문진	과거에 치료를 받았던 치과에 대한 경험과 불만, 만족하고 있는 사항 등, 환자안내에 참고한다.
		1시간	전처치 – 잔존치나, 종양성 병변 등이 있는지 확인한다. (필요 시 파노라마 촬영) – 기존의치를 사용하고 있는 환자는 48~72시간 틀니를 사용하지 않게 한다. (잇몸의 휴식) – Bone성형이 필요한지 확인한다.	

시술 프로세스(2)

프로세스	장소	시간	직무	고객응대
시술 중	진료실	1일 (20분)	[개인 Tray 제작] Tray 선정-잔존치조제보다 약6mm 공간여유가 있는 Tray 선정 개인Tray를 위한 Alginate 인상채득 (정확한 Border의 인상채득을 위해 정량보다 되게 Mixing)	• 잇몸의 정확한 인상을 위해 편안하게 계시도록 안내한다.
		2일 (30분)	[Border Molding] 제작된 개인 tray 시적 & 수정 Modeling Compound를 알코올램프의 불꽃에 연화하여 Tray 변연부에 부분적으로 첨가하면서 온탕 속에통화시킨 후 구강 내 위치시키고 구강 근육기능 운동을 하도록 하거나 술자가 도와서 변연 형성	• 틀니의 유지를 위해 잇몸부위를 정확히 얻기 위한 인상과정 임을 설명한다.
		2일 (30분)	[최종인상] 최종 인상재가 들어갈 공간을 마련해 주기 위해 변연형성 전 Compound Border를 따라 0.5~1.0mm 정도 균일하게 기공용Knife로 제거한다. Tray에 접착제(Adhesive)를 얇게 도포하여 Tray 내면 및 변연부와 그 외측면에 기포가 들어가지 않도록 균일하게 주입한다.	• 틀니의 유지를 위해 잇몸부위를 정확히 얻기 위한 인상과정 임을 설명한다.
		3일 (20분)	[Frame & Wax rim] • 상악 교합상의 시적과 조정 – 교합제의 높이와 풍융도를 환자의 상태에 맞게 조정한다. 하악 교합상의 시적과 조정 – 전치부는 하순상연과 구치부는 치조정선과 일치되게 조정. • 수직적 악간관계 기록 • 수평적 악간관계 기록 • 교합인기-하악교합제는 약2~3mm제거 상악은 이와 맞물리는 위치에 2개의 V자형 구형태를 만든다. Alu- wax를 이용하여 교합인기 후 조심스럽게 입 밖으로 꺼낸다. (분리가 쉽도록 상악교합제 표면에 Vaseline을 바른다) 상하악간 기록대로 교합기에 장착한다.	• 환자의 교합을 찾는 과정임을 설명한다.

시술 프로세스(3)

프로세스	장소	시간	직무	고객응대
시술 전	진료실	4일 (20분)	[Wax Denture (납의치)] • 납의치의 시험 적합 한다. • 인공치아의 형태와 색조, 크기 및 정중선 일치등 배열에 대한 검사 • 자연스러운 외형이 되는지 입술의 지지도 검사 • 지대치와 의치상의 적합상태 • 교합고경과 교합상태의 검사 • 발음장애 여부	• 완성틀니의 전 단계로 수정하고 싶은 부분이 있는지 확인한다.
		5일 (20분)	Delivery(완성) • 의치의 적합성점검과 수정 : 내면에 예리한 부분이 있는지,유지상태는 좋은지, 의치상 밑 조직에 균일하게 압력이 가해지는지 등을 점검 • 교합관계의 점검과 조정 구치부는 하악이 측방운동 시 좌우 교합면이 동시에 닿는 균형교합이 되도록 조정한다.	• 완성된 틀니가 어떤지 착용소감을 물어본다.
시술 후		10분	다음 진료예약, 설명, 소요시간 안내 시술 후 주의사항 안내	• 완성한 당일은 무조건 하루 종일 끼고 다음 날 꼭 내원한다. • 그날은 끼고 잔다. (아픈 부위를 알 수 있다. 조정 가능) • 틀니는 꼭 앉아서 물을 받아놓고 씻는다. • 떨어뜨리면 파절의 위험이 있다.
팔로업			다음 내원 일정 및 정기검진 안내	

14. 전체 틀니

상담

상담포인트
1. 최근 무치악이 된 환자 (6개월 이내) : 의치의 제한적인 기능과 사용의 어려움을 잘 받아들이지 못하며, 자연치와 비슷하게 계속 사용할 수 있기를 기대하기도 한다. 지지조직은 계속 변화되며,최근 발거한 경우 더욱 심하게 흡수되므로 이러한 사실들을 전 치료 과정을 통하여 환자에게 교육할 필요가 있다. 2. 오랜 기간 동안 총의치를 장착해 왔던 환자 : 협조적이나 과거 의치제작과정을 기억하지 못하고 치료기간이 오래 걸린다고 불평하는 환자에 대한 교육

FAQ
Q : 임플란트 Overdenture의 경우, 상악과 하악에 필요한 임플란트 개수는 몇 개 인가요? A : 환자분의 뼈 상태에 따라 임플란트 개수가 정해집니다. 뼈 상태가 좋으시다면 기본 상악 4개, 하악 2개 정도로 식립하시면 되지만 뼈 상태가 좋지 않으시다면 추가 식립과 인공뼈 이식등이 추가됩니다.

교육 후 테스트

【전체 틀니】

1. 전체틀니 전반적인 제작과정에 대해서 설명해 보세요.

2. 전체틀니 사용 방법과 유지방법에 관해 고객에게 설명해 보세요. (역할극)

3. 전체틀니 고객을 팔로업 하는 방법과 내용, 횟수에 대해 설명해 보세요.

4. 전체틀니 시술 후 주의사항에 관해 고객에게 설명해보세요. (역할극)

15. 캐스트 포스트 (Cast Post)

사전지식 테스트

[캐스트 포스트]

1. 캐스트 포스트란 무엇입니까?

2. 어떤 경우 캐스트 포스트 시술을 권해 드립니까?

3. 캐스트 포스트 시술에 필요한 준비사항을 설명해보세요. (인상채득, 세팅 시)

4. 우리병원의 캐스트 포스트 비용은 얼마입니까?

15. 캐스트 포스트

시술 개요

개념	치수를 상실한 실활치의 치관부를 보강하기 위해 치근에 고정부를 심어주고 치질을 보강하기 위한 형태를 부여한다.
필요한 경우	신경치료를 한 치아로 잔존치질이 얼마 남지 않은 치아 (간접법)
치료순서	와동 형성→ 인상채득 → 임시약재수복
팔로업	인상채득 1주일 뒤 Post Setting을 위한 진료 예약
비용	Metal post – 원

15. 캐스트 포스트

시술 준비

<table>
<tr><th>접점</th><th>진료실</th><th>준비내용</th></tr>
<tr><td colspan="2">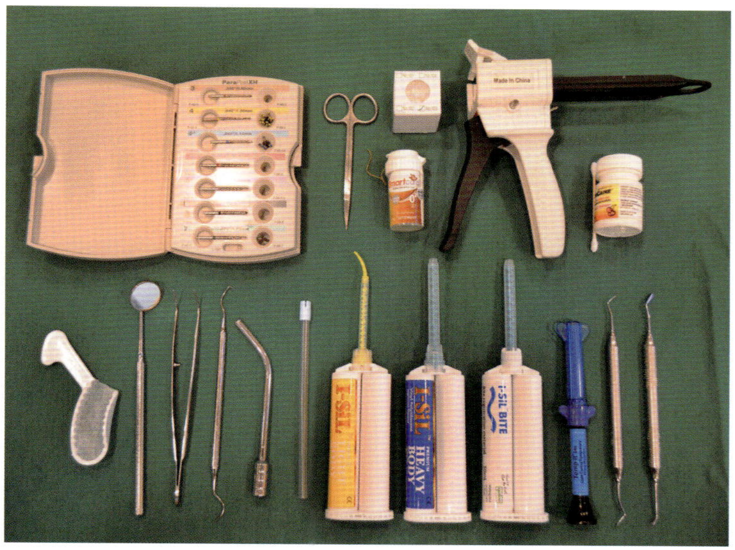
</td><td>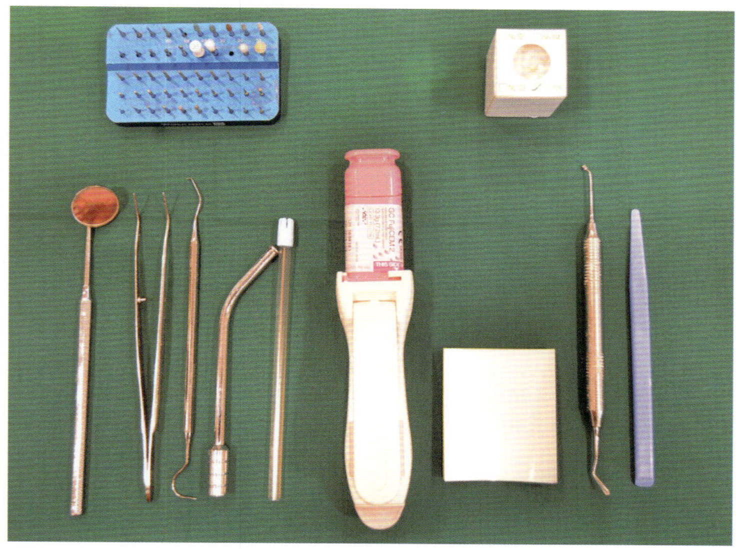</td></tr>
<tr><td colspan="2">[Impression]

1. 기본기구
1. Heavy Body
2. Light Body
3. Blu-Mousse
4. Bite Tray
5. Bur Set
6. Scissor
7. Lentulo Spiral
8. Fermit
9. Stopper
10. Cord
11. Cord Packer
12. Cotton Pellet</td><td>[Setting]

1. 기본기구
2. Filnal Cement
3. Lentulo Spiral
4. Mixing Pad
5. Spatula
6. Cotton Pellet</td></tr>
</table>

15. 캐스트 포스트

시술 프로세스(1)

프로세스	장소	시간	직무	고객응대
시술 전		5분	오늘 치료에 대해 설명한다.	• 치아기둥을 만들기 위한 인상채득 임을 설명한다.
시술 중 (1차)	진료실	와동 형성 : 10분 Imp :10분	① 근관을 확인하고, Prep한 후 필요 시 Cord를 넣는다. ② 치아를 격리한다. ③ 환자의 교합을 확인하고 Tray를 물려본다. ④ Air로 건조 시킨다. (Paper Point도 사용) ⑤ Lentulo Spiral을 근관 내에 넣어 근관 길이를 확인해 본다. ⑥ Light Body를 주입한다. ⑦ Air를 불어 근관 입구가 보이는지 확인한다.(이때 Air를 너무 세게 불면 기포가 생길 수 있으므로 주의한다.) ⑧ Lentulo spiral에 Rubber를 묻혀 근관 벽을 따라 서서히 돌리면서 넣는다. ⑨ Bur를 뺄 때도 Rubber가 딸려오지 않도록 근관 벽을 따라 뺀다. ⑩ Bur를 너무 세게 돌리면 Bur가 너무 얇아서 끈이 부러지거나 G-P Cone에 박힐 수도 있으므로 주의 한다. ⑪ Impression용 Post를 넣는다. ⑫ 다시 Light Body를 주입한다. ⑬ Air로 살짝 분다. 이때 어시스트는 Bite tray에 Heavy Body를 담는다. ⑭ Light Body를 치아에 넉넉하게 올린다. ⑮ Heavy Body가 담긴 tray를 환자의 구강 내에 넣고 양쪽 어금니로 앙 물게 한다. ⑯ 5분 후 인상을 확인한다. ⑰ 근관이 너무 얇으면 변형이 올 수도 있으므로 잘 확인 한다. * 기공소에는 기공용 Post도 함께 보낸다.	"충치부위를 제거하고 있습니다. 마취했지만 혹시 아프시거나 불편하시면 손을 살짝 들어주세요." "양쪽 어금니로 앙 다물어 보세요" • Heavy Body가 담긴 Tray를 환자의 구강 내에 넣고 양쪽 어금니로 앙물게 한다. "괜찮으시죠? 이렇게 앙 다무시면서 본을 뜰 겁니다." • 주의사항을 말해준다. "고무 같은 걸로 본을 뜰 건데 5분이 지나면 굳을 겁니다. 목으로 넘어가거나 하지 않으니 본 뜰 때는 코로 숨을 쉬세요" • 양치하시도록 안내한다. • 인상이 잘 나왔다고 말씀 드리고 재인상이 필요한 경우는 양해를 구하고 다시 인상을 뜬다.

시술 프로세스(2)

프로세스	장소	시간	직무	고객응대
시술 후 (1차)	진료실	2분	다음 치료의 설명과 예약, 소요시간 설명 시술 후 주의사항 설명	• 밀봉해 놓은 임시약재가 빠질 경우 바로 내원한다. – Canal 깊이 오염되면 깨끗한 세척이 힘듦.
팔로업 (1차)		2분	1주일 뒤 Post Setting 예약시술 중	
시술 중 (2차)		10분	[Post Setting 순서] ① Fermit제거 후 Pumicing ② 적합한 후에 잘 맞지 않을 경우 반짝이는 부분 내면 삭제 ③ Lentulo Spiral을 이용해 Post내면에 Cement을 바른다. 와동 내에도 Cement을 바른다. ④ Post를 Setting한다. ⑤ 4분 동안 기다린다. ⑥ 임시치아 제작	• 입을 다물지 못하게 한다. " 입을 다무시면 안됩니다."
시술 후 (2차)	상담실		시술 후 주의사항 설명	• Post Setting 후 Impression을 하기 때문에 특별한 주의사항은 없음
정기체크 (2차)	진료실		정기검진 안내	"6개월 마다 정기 내원하여 체크하시기 바랍니다. 저희가 시기별로 전화를 드리지만 가능하시다면 6개월에 한번씩은 꼭 방문해 주시기 바랍니다."

15. 캐스트 포스트

상담

상담포인트
1. Post의 비용차이 설명 (Gold, Metal, 지르코니아) 2. 기둥이 왜 필요한지 자세히 설명 3. 기둥과 씌워야 하는 치료는 별개.

FAQ

Q. 기둥은 왜 해야 하나요?

A. 충치나 치아 외상으로 인해 치아의 많은 부분이 상실되었을 때 신경 치료 후 기둥을 세워 장착하고 보철물을 수복하게 됩니다. 손상된 치질을 제거하고 나면 남은 치질이 얼마 되지 않기 때문에 부러지기 쉽고 손상되기 쉬우므로 씌우기 전에 기둥으로 한번 더 단단하게 보강을 해 주는 것입니다.

Q. 안 하면 어떻게 되나요?

A. 약해진 치아를 기둥 없이 씌우게 되면 씹거나 옆으로 갈리는 힘에 의해 머리 부분이 파절될 가능성이 높습니다. 그래서 기둥을 세운 후 씌워주는 것이 안전합니다.

Q. Gold와 Metal Post의 차이는 무엇입니까?

A. 충치가 깊어 잇몸 하방까지 기둥이 들어갈 경우에는 Metal 은 잇몸에 염증 반응을 일으킬 수 있으므로 금으로 하시는 것이 안전합니다.

교육 후 테스트

캐스트 포스트

1. 포스트(기둥)의 필요성을 고객에게 설명해 보세요. (역할극)

2. Gold, Metal, 지르코니아 포스트의 차이점을 고객에게 설명해 보세요. (역할극)

3. 지대치 형성 후 고객에게 다음 내원 전까지 지킬 주의사항에 관해 안내해 보세요. (역할극)

4. 포스트 세팅 순서에 관해 설명해 보세요.

5. 슈퍼본드 사용 시 주의사항을 설명해 보세요.

16. 일반 포스트 (Post)

사전지식 테스트

【 일반포스트 】

1. 포스트란 무엇입니까?

2. 어떤 경우 일반포스트 시술을 권해 드립니까?

3. 일반포스트 시술에 필요한 준비사항을 설명해보세요.

4. 우리병원의 일반포스트 비용은 얼마입니까?

16. 일반포스트

시술 개요

개념	치관부를 보강하기 위해 치근에 고정부를 심어주고 치질을 보강하기 위한 시술(실활치 보강)
발생원인	신경치아를 한 치아로 잔존치질이 얼마 남지 않은 치아 (직접법)
치료순서	임시약제 제거 → GP cone 제거 → 건조 → Post 시적 → Resin Build Up → Crown Prep → Crown Impression
팔로업	일주일 뒤 내원
비용	Para Post : 원 Fiber Post : 원

16. 일반포스트

시술 준비

접점	진료실	준비내용
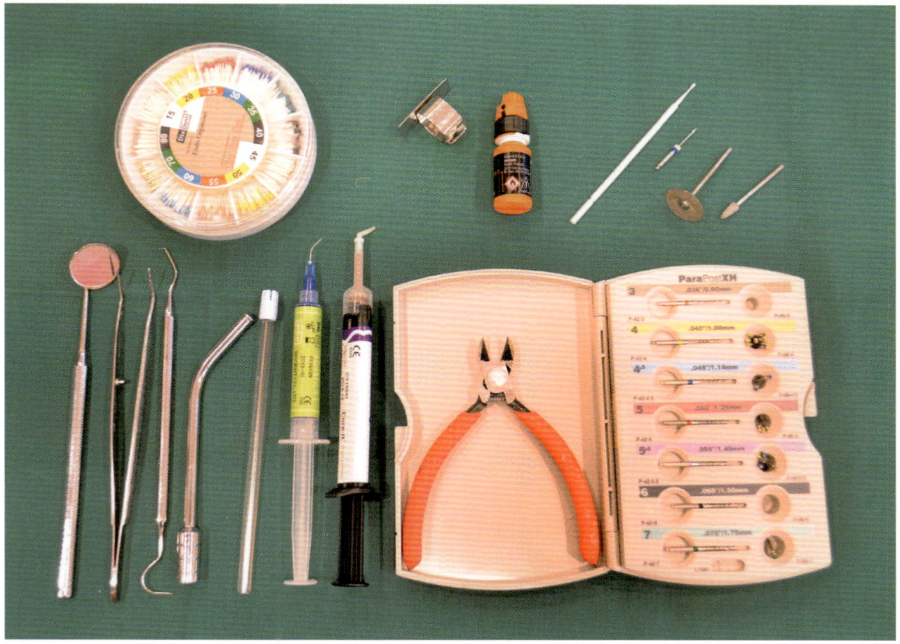		1. 기본기구 2. Ruler 3. Gate Glidden bur 4. XP 또는 XT set 5. Cutter 6. Paper point 7. H.P Green Stone 8. H.P Brown point 9. Luxa Core

16. 일반포스트

시술 프로세스

프로세스	장소	시간	직무	고객응대
시술 전	진료실	10분	① 환자를 자리에 모시고 오늘 진료 내용을 설명한다. ② 비용과 관련하여 충분한 상담이 있었는지 확인한다. ③ 기구 및 재료준비를 한다. ④ 임시약제를 제거한다. ⑤ 치근 길이를 메모하여 놓는다.	• 당일 기둥 세운 후 씌우는 인상까지 설명한다. • 소요시간 설명
시술 중		치아당 : 20분	① 치근길이를 확인하고 Gate Glidden Bur로 GP Cone을 제거한다. ② XP Drill로 사용할 Post두께만큼 늘려간다. ③ Post를 근관 내에 시적 해 보고 원하는 길이만큼 자른다. ④ 자른 부분의 모양을 매끄럽게 다듬는다. ⑤ Paper Point로 근관을 건조시킨다. ⑥ Luxa Core를 주입하고 Post를 시적 한다. ⑦ 5분 동안 기다린다. ⑧ Resin Build Up을 한다. ⑨ 지대치 형성을 한다. ⑩ 인상채득을 한다.	
시술 후		5분	① 기공날짜에 맞게 다음 약속 예약을 한다. ② 시술 후 주의사항 설명	• 치료가 마무리 될 때까지 치료하고 있는 쪽으로 식사를 금한다.

16. 일반포스트

상담

상담포인트

1. 기둥이 왜 필요한지 자세히 설명
2. 기둥과 씌워야 하는 치료는 별개

FAQ

Q. 기둥은 왜 해야 하나요?

A. 충치나 치아 외상으로 인해 치아의 많은 부분이 상실되었을 때 신경 치료 후 기둥을 세워 장착하고 보철물을 수복하게 됩니다. 손상된 치질을 제거하고 나면 남은 치질이 얼마 되지 않기 때문에 부러지기 쉽고 손상되기 쉬우므로 씌우기 전에 기둥으로 한번 더 단단하게 보강을 해 주는 것입니다.

Q. 안 하면 어떻게 되나요?

A. 약해진 치아를 기둥 없이 씌우게 되면 씹거나 옆으로 갈리는 힘에 의해 추후 머리 부분이 파절될 가능성이 높습니다. 그래서 기둥을 세운 후 씌워주는 것이 안전합니다.

교육 후 테스트

【 일반포스트 】

1. 포스트(기둥)의 필요성을 고객에게 설명해 보세요. (역할극)

2. 와동 형성 후 고객에게 다음 내원 전까지 지킬 주의사항에 관해 안내해 보세요. (역할극)

3. 포스트 세팅 순서에 관해 설명해 보세요.

17. 교정 (Orthodontic Treatment)

- 모든 교정환자분은 단지 가지런하고 예쁜 치아와 편안한 저작을 원합니다.

사전지식 테스트

【교정 치료】

1. 교정치료란 무엇입니까?

2. 교정치료의 종류와 각각의 차이점은 무엇입니까?

3. 교정치료 진단, 장치 장착, 정기내원에 필요한 준비사항을 설명해보세요.

4. 우리병원의 교정치료 비용은 얼마입니까?

17. 교정치료

시술 개요

개념	치열과 교합(상,하 치열의 교합)의 비정상 상태(부정교합)를 본래의 올바른 형태와 기능으로 복귀하는 치료 [교정치료의 목적] 1) 우식치아와 치주질환의 예방 2) 발육장애 개선 3) 저작장애 개선 4) 악관절증 악변형증의 개선 5) 안모의 개선으로 자신감을 회복하여 심리적 장애 극복
발생원인	1) 일반적 원인 : 선천적 원인 – 유전, 구순열 구개열의 선천 이상, 후천적 원인 – 악골의 비정상적인 성장, 구강주위 습벽(엄지 빨기, 설돌출벽, 구호흡) 2) 국소적 원인 : 치아 수, 형태 이상 – 치아의 조기 상실 & 잔존, 유치의 우식, 설소대 등
치료순서	① 신환(C.C확인) ② 원장님 환자의 구강상태 체크 ③ 교정 분석을 위한 자료 준비(사진촬영 및 모형제작) & 상담비용 설명 ④ (환자 동의 시) Panorama, Cephalo 촬영, Study Impression ⑤ 환자 구강상태 체크(보철치료 필요 유무를 확인) ⑥ 3~4일 후 교정 상담 예약 ⑦ 교정상담 : 교정비용, 교정시기 & 기간, 교정방법 등 원장님과의 직접 상담 ⑧ 교정 결정시 교정치료 비용 계획서 작성 ⑨ 보철치료 필요 시 & 발치 필요 시 처치 ⑩ 교정시작 : Separating → (3~4일 후) Band setting → Bracket 장착 → Wire 장착 → TBI ⑪ 교정체크 : 보통 3~4주 간격으로 체크, 체크 시 필요에 따라 Wire 교체, 고무줄 걸기 등 시행 ⑫ 교정완료는 환자분과 원장님과의 상호 만족하에 De-bonding 결정 ⑬ Retainer 장치 Impression ⑭ 일주일 후 De-Bonding & Panorama, Cephalo 촬영 ⑮ Retainer 장착
팔로업	교정 시작 후 대게 3~4주 간격으로 체크함
비용	초기비용 : 환자분 상태에 따라, Metal or Ceramic Bracket 종류에 따라 원장님 결정 월비 : 월 원 Retainer 비용 : 원 마지막 검사비 : 원

17. 교정치료

시술 준비

접점	진료실	준비내용
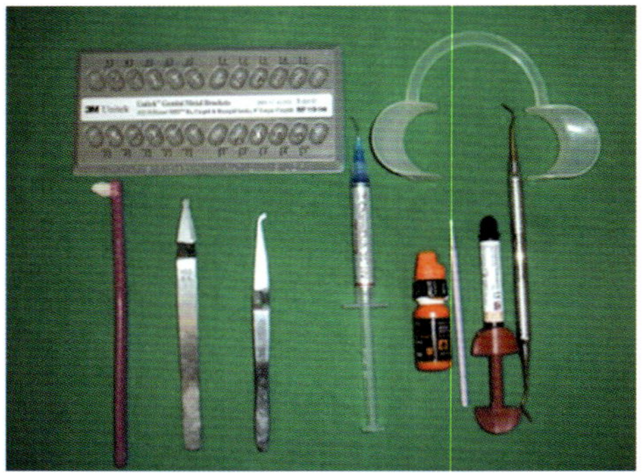 Setup 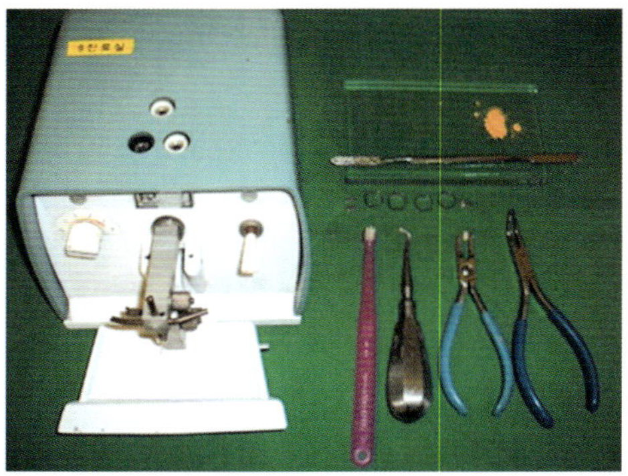 Band 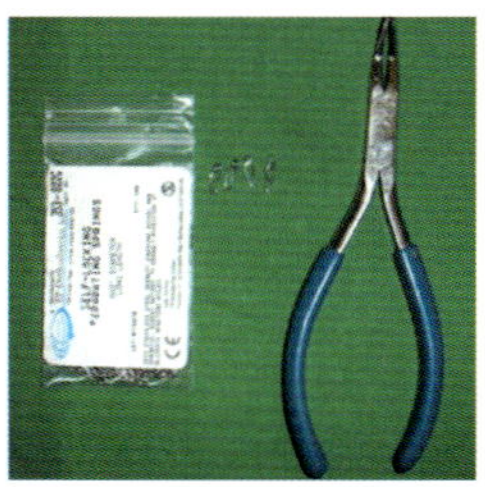 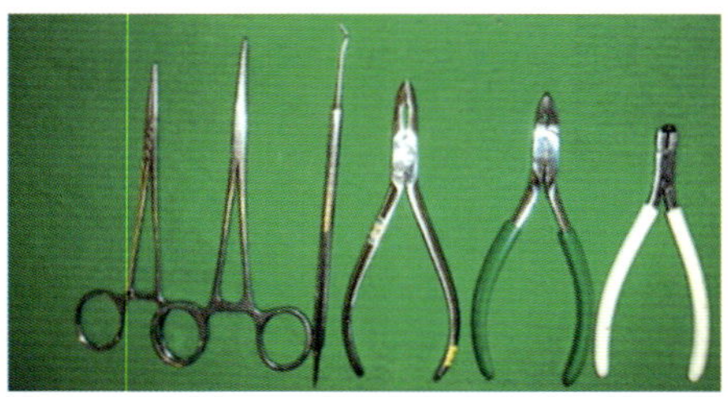 Separating Wire		자료 준비 시 : Alginate Impression 준비, 모형준비 • 발치 시 : 발치기구 준비 • Separating • Band Setting : Band, Band Pusher, Band Remover, Welder기, Tube, 교정 Cement, • 유리판, Spatula, Tooth Positioner, Pumicing, Cotton Roll, Gauze • Bracker setting (Set-Up) : Bracket set, Resin set, Onepiece Retractor, Pumicing, 광중합기, Cotton Roll, Bracket Tweezer • Wire 장착 : Arch wire(Ni-Ti, SS,), Ligature Wire, Howe Plier, Pin Cutter, Tucker, Distal End Cutter

17. 교정치료

시술 프로세스(1)

프로세스	장소	시간	직무	고객응대
시술 전	상담실	30분	신환 교정 상담	• 상담을 위한 분석자료가 필요함을 설명한다. • 진단비용을 설명한단(OO만원) • 분석 시간이 필요하며 3~4일 뒤에 예약한다.
	진료실		구환 관리 상담 : 교정중인 환자	• 양치상태를 확인 후 치태 조절해 드림. • 양치관리가 소홀함을 직접 거울로 확인시켜드리고 TBI 재 실시 : 계속 양치 안될 시 충치 때문에 교정이 중단될 수 있음을 다시 한번 강조함.

시술 프로세스(2)

프로세스	장소	시간	직무	고객응대
시술 중	진료실	1시간	신환 교정 시술 (발치 : 필요 시) (교정장치 시술 과정)	• 발치 케이스인 경우 발치를 먼저하고 교정이 들어감을 설명한다. • 교정 동의서, 교정 주의사항 등을 설명한다.
			구환 정기 내원 • 필요한 경우 치태 조절 • 원장님 확인 후 Wire 교체 등	• Bracket 이나 Tube가 떨어질 것은 없는지 확인한다. • 아픈 곳은 없었는지 확인한다. • 양치 상태 확인한다.

시술 프로세스(3)

프로세스	장소	시간	직무	고객응대
시술 전	진료실	5분	시술 후 주의사항 안내	"교정장치 장착 후 약1~2주 정도 통증이 올 수 있으나 점차 없어집니다. 식사 후 또는 간식 후에는 반드시 이를 닦아야 하며 칫솔질 후 치아면이나 장치에 음식물 찌꺼기나 치태가 있으면 안됩니다. 식사 후 앞니로 과일을 베어 먹는 일, 질긴 음식, 딱딱한 음식, 끈적끈적한 음식은 피하십시오. (카라멜, 엿, 껌, 떡, 마른 오징어, 쭈쭈바, 등) 얼굴을 부딪히는 일이 없어야 합니다. 치아에 부착된 장치가 탈락되거나 또는 잇몸을 찌를 때는 전화 후 내원하십시오. 치아에 치아를 이동하는 힘은 다음 번 내원 일까지 작용이 되므로 내원 일은 꼭 지켜주십시오."
		5분	교정치료 주의사항 안내	"익숙해질 때까지는 말하기가 어려우며 입 속이 좁아진 듯한 느낌이 들지만 지시대로 사용하여 주십시오. 잘못 끼워지지 않도록 반드시 이와 잇몸에 밀착시켜 사용하십시오. 장치에 나사가 있는 경우에는 화살표 방향으로 의사의 지시사항에 따라 나사를 돌려 주십시오. 철사로 제작되어 있는 고리를 함부로 구부리지 마십시오. 장치를 빼어낸 다음 이도 닦고 장치도 흐르는 물에 칫솔로 바로 닦아 주십시오. 철사가 구부러지거나 장치가 망가지거나 이나 잇몸이 아프거나 장치가 헐거워졌을 때는 바로 연락하여 주십시오. 장치를 빼어둘 경우에는 칫솔로 세척한 다음 장치 케이스에 보관해 주십시오. 껌을 씹으면 장치에 달라 붙어 장치가 떨어지기 때문에 절대로 씹지 마십시오. 소독을 목적으로 뜨거운 물에 넣으면 장치가 변형이 옵니다. 절대 뜨거운 물에 넣지 마십시오."

17. 교정치료

상담

상담포인트

1. 정확한 교정 비용 및 교정 계획 설명
2. 올바른 잇솔질 교육
3. 교정 중 구강청결을 유지하기 어려우므로 전체적인 충치 치료 종료 후 교정 유도
4. 교정기간(플러스 마이너스 알파)가능성 숙지

FAQ

Q. 육안으로는 상담이 불가능 한가요?

A. 눈에 보이는 것이 다가 아닙니다. 사진과 모형을 보고 정밀하게 분석하여야만 정확한 치료계획을 세울 수가 있습니다. 분석을 통해 교정기간, 교정시기, 발치여부, 교정방법, 교정비용 등을 알 수가 있습니다.

Q. 교정기간은 얼마나 걸리나요?

A. 개인의 차가 많습니다. 교정분석을 통해 원장님께서 대략적인 기간을 말씀해 주실 겁니다. 교정기간은 계획 보다 빨리 끝날 수도 있고 조금 늦게 끝날 수 도 있습니다. 환자분의 협조가 많이 필요합니다.

Q. 교정을 하면 많이 아프다던데….

A. 교정장치 장착 후 장치 때문에 잇몸이 헌다든지 치아가 움직여 치아가 아플 수 있습니다. 개인차가 있긴 하지만 보통 1~2주정도는 통증이 있을 수 있으나 적응이 되고 나면 차츰 괜찮아 지실 겁니다.

Q. 교정은 언제부터 할 수 있나요?

A. 정확한 시기는 교정분석을 해야만 알 수 있습니다. 보통은 영구치가 다 맹출하면 교정을 시작하지만 case에 따라 본교정전에 예비교정을 먼저 시행할 수도 있습니다. 교정이 필요할 것 같으면 미리 교정상담을 하시는 게 좋습니다.

Q. 교정을 안 하면 안되나요?

A. 치아배열이 고르지 못하면 음식물이 잘 끼고 양치관리가 안되어 충치가 잘생기고 잇몸도 나빠질 수 있습니다. 또한 위,아래 씹는 관계가 나빠 음식이 잘 안 씹혀 소화장애가 일어날 수 있고 턱관절 장애도 나타날 수 있습니다. 무엇보다도 심미적으로 보기가 좋지 않습니다.

교육 후 테스트

교정 치료

1. 교정치료의 원리를 고객에게 설명해 보세요. (역할극)

2. 교정치료 중 양치 방법에 관해 설명해 보세요. (역할극)

3. 장치장착(교정치료) 중 주의사항을 고객(환자)에게 설명해 보세요. (역할극)

4. 교정 치료 완료 후 주의사항에 관해 설명해 보세요. (역할극)

18. 턱 관절 (TMJ)

- 정확하게 아는 만큼만 진료하세요.
- 심리적 요인도 꽤 큰 편입니다. 환자분을 편안하게 상담해 주세요.

사전지식 테스트

턱 관절(TMJ)

1. 턱관절에 이상이 있는 경우 어떤 증상이 나타납니까?

2. 치과에서의 턱관절 치료방법에 대해 고객에게 설명하세요. (역할극)

3. 턱관절 치료에 필요한 준비사항을 설명해 보세요.

4. 우리 병원의 턱관절치료 비용은 얼마입니까?

18. 턱 관절

시술 개요

개념	TMJ(턱관절)는 Temporomandibular Joint(측두하악관절)의 약자임 귀 바로 앞에 손가락을 살짝 대고 입을 벌렸다 다물었다 하면 쉽게 느낄 수 있음
증상	입을 벌리거나 다물 때 소리가 난다. "딸깍딸깍" "사르륵" 등 여러소리가 날 수 있다. 악관절이 아프다. 머리가 아프고 두통으로 고생, 귀가 아프다 또는 귀에서 소리가 난다. 충치나 잇몸병, 염증 등이 없는데 이가 아프다. 손발이 저리다. 음식을 씹는데 아프다. 입을 벌릴 때 벌어지지 않거나 턱이 걸려 안 벌어진다. (정상적인 개구량은 45mm)
발생원인	1) 외상 : 교통사고, 구타, 충격 등 2) 나쁜 습관 : 이 악물기, 이 갈이, 자세불량, 입술이나 뺨 깨물기 등 3) 심리적 요인 : 긴장, 스트레스,불안감 등 (스트레스를 받으면 이를 꽉 깨물게 됨으로써 아주 강한 힘을 악관절에 미치게 됨) 4) 부정교합 : 어느 한곳이 먼저 닿는다든지, 치열이 이상하여 어느 특정 부위로만 씹을 경우 악관절과 근육에 비정상적인 힘을 가하게 된다. 5) 치아를 빼고 안 해 넣었을 경우 6) 사랑니가 나서 조기 접촉되거나 한쪽으로만 씹을 경우 7) 기타 유전에 의해 선천적으로 약한 경우 8) 사회적 환경, 이해부족이나 부정적 사고 등 인지요인
치료방법	1) 약물치료 : 비마약성 진통제, 근육이완제, 정온제, 진정제, 항우울제 등 2) 교합안정장치 : 턱관절과 교합을 안정시키고 얼굴 및 두경부 근육을 이완시키며, 치아를 보호하는 장치 3) 턱 관절 가동술 : 턱이 걸려 안 벌어지는 경우 디스크의 위치를 조정 4) 운동요법 : 머리, 목, 어깨 근육을 이완시키기 위하여 여러 가지 운동요법 시행 5) 물리치료 : 더운찜질, 얼음찜질, 초음파치료, 경피성 신경자극, 운동요법 등 6) 행동조절 및 스트레스 관리
팔로업	6개월간 정기 검진 치료기간은 1~2주 간격으로 내원하여 약 3개월~6개월 이상의 치료가 필요 보존적 치료법으로 환자의 약 80~90%는 완쾌되거나 상당히 증상을 완화시킬 수 있음
비용	원

18. 턱 관절

시술 준비

접점	진료실	준비내용
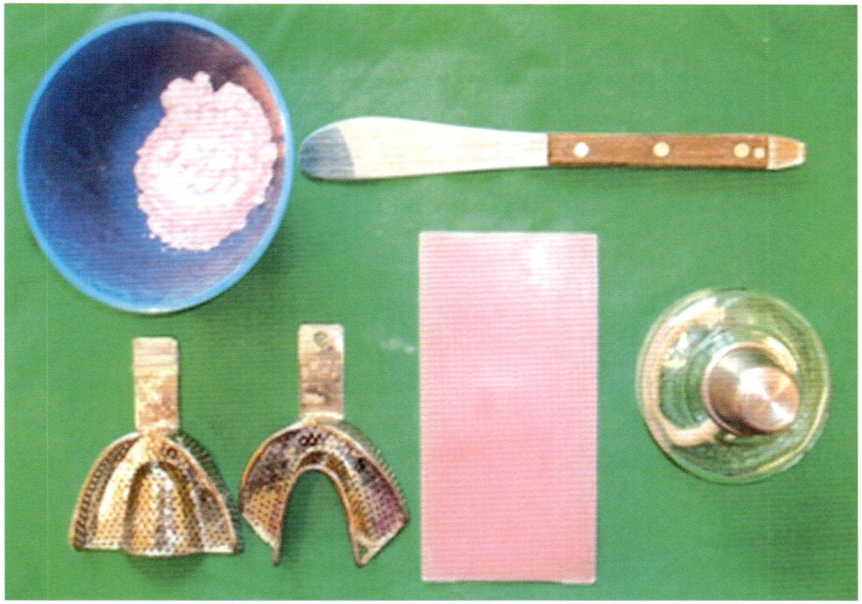		1. Alginate 2. Spatula 3. Rubber Bowl 4. Parapin Wax 5. 알코올 램프 6. Metal Tray

18. 턱 관절

시술 프로세스

프로세스	장소	시간	직무	고객응대
시술 전	진료실	2분	장치가 맞는지 확인한다.	불편한 곳은 없는지 물어본다.
시술 중	진료실	5~10분	필요한 경우 장치 조정	
시술 후	진료실	5분	주의사항 전달	1) 턱을 쉬게 한다. – 아래윗니가 서로 닿지 않도록 함 – 바른 자세를 취한다. : 턱을 괴거나 손으로 머리를 받치는 습관은 피하고 가능한 머리를 똑바로 한다. 앉을 때 허리 뒷부분에 쿠션을 대는 것이 좋다 – 연하고 부드러운 음식 섭취 2) 음식주의 – 딱딱하고 질기고 큰 음식 피함 – 큰 수저보다 작은 수저 사용 – 커피나 향료가 많이 든 음식은 통증을 악화시키므로 피함 3) 턱 운동 주의 – 의식적으로 입을 크게 벌리지 않도록 함 – 꽉 물거나 혀를 앞뒤로 갖다 대거나 하품을 크게 하지 않도록 함 – 하품할 때 손으로 턱을 받치거나 머리를 숙여서 가급적 입을 적게 벌림 4) 자세주의 – 턱을 괴거나 모로 누워서 자는 습관을 고침 – 높고 딱딱한 베개 대신에 낮은 베개를 사용 – 무거운 물건을 어깨에 매거나 들지 않음 – 의자 등에 앉을 때에도 바른 자세를 유지 5) 긴장완화 – 스트레스로 인해 통증이 심해 지므로 사회생활이나 가정, 친구관계 등 스트레스에 해방되도록 편안하게 생활

18. 턱 관절

상담

상담포인트

1. 턱 관절 치료는 치료의 결과를 예측할 수 없으며 심리적인 요소가 큽니다.
2. Splint를 하게 될 경우 정확한 비용을 설명
3. 정기적인 체크가 중요함을 인식
4. 주의사항을 잘 지킬 수 있도록 주지시켜 드려야 함
5. 원장님의 진단 없이 시중에서 구입하는 여러 가지 장치는 사용하지 않도록 주의 시켜야 함

FAQ

Q. 언제까지 장치를 끼워야 하나요?

A. 턱관절은 만성질환으로 완치가 어렵습니다. 그래서 장치를 끼우는 정확한 기간은 정해져 있지 않습니다. 장치의 최소 장착기간은 6개월 이며 장치를 끼시는 동안에도 딱딱한 음식이나 입을 크게 벌리는 등의 주의하실 점을 잘 지켜주시면 치료에 도움이 됩니다.

Q. 장치를 끼면 좋아지긴 하나요?

A. 장치를 착용하시면 턱관절이 안정된 상태로 위치하기 때문에 현재 상태보다 악화 되는건 막으실 수 있습니다.

교육 후 테스트

[턱 관절(TMJ)]

1. 턱관절 질환의 원인은 무엇입니까?

2. Splint 착용방법 및 주의사항에 관해 설명해 보세요. (역할극)

3. 턱관절 치료를 한 고객에게 어떻게 팔로업 해야 합니까?

4. 턱관절 치료 후 주의사항에 관해 설명해 보세요. (역할극)

19. 불소도포

사전지식 테스트

[불소도포]

1. 불소도포란 무엇입니까?

2. 불소도포의 효과에 대해 설명해 보세요.

3. 불소도포 치료를 위해 준비할 사항에 관해 설명해보세요.

4. 우리병원의 불소도포 치료 비용은 얼마입니까?

19. 불소도포

시술 개요

개념	치아의 구조인 수산화인회석의 수산기와 치환됨으로써 불화인회석 구조로 전환시켜 법랑질의 격자구조를 더욱 치밀하게 함으로써 치질의 강도를 높이고 내산성을 높여서 치아우식을 예방하는 시술
발생원인	치아의 교합면 뿐만 아니라 인접면 우식까지 예방하기 위함
치료순서	치아의 Pumicing → 타액과 격리 → Tray에 불소 주입 → Tray 장착
팔로업	3세, 7세, 10세, 13세마다 도포해 줄 것
비용	회당 원

19. 불소도포

시술 준비

접점	진료실	준비내용
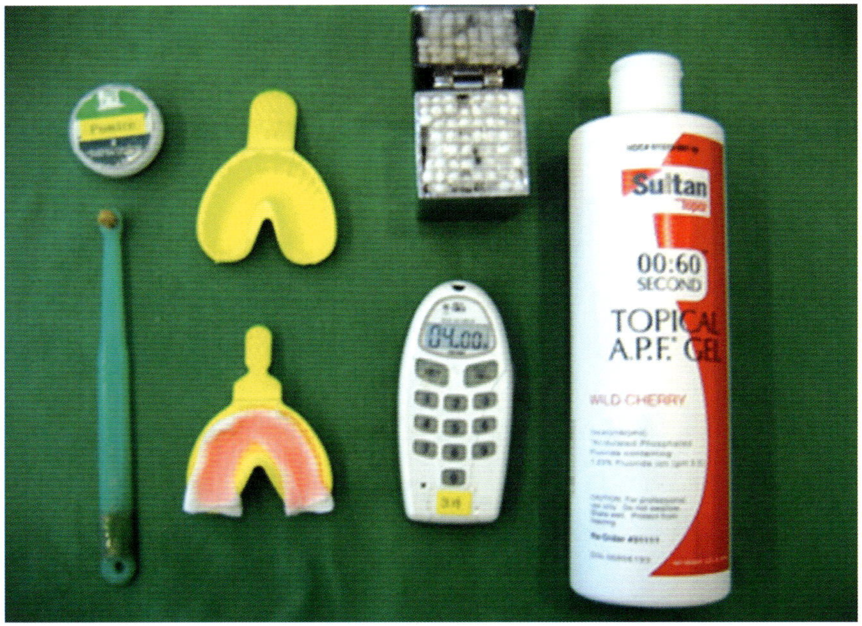		1. 기본기구 2. Pumice 3. Brush 4. 불소겔 5. Gauze 6. 불소 Tray 7. 타이머 8. Cotton Pellet

19. 불소도포

시술 프로세스

프로세스	장소	시간	직무	고객응대
시술 전	진료실	5분	치료내용의 재확인 치료기구 준비 Tell, Show, Do	• 오늘 치료할 내용을 간단히 설명 (오늘은 치아에 딸기잼을 바를 거예요) • 치료 시 사용되는 기구를 대용어를 사용하여 설명 (예 : 불소겔 → 딸기잼)
시술 중		15분	① 불소도포 전 전악을 Brush로 Pumicing 한다. ② Pumicing 후 양치를 하고 남아있는 부분이 있으면 Water/Suction 한다. ③ 거즈를 깐 불소용 Tray에 불소겔을 짜고 Cotton Pellet을 이용하여 거즈에 골고루 바른다. ④ Tray 준비 후 air로 불소도포 할 치면을 건조 시킨다. ⑤ Tray를 구강 내에 넣고 치면에 많이 접촉하도록 압접하여 넘쳐 나오는 불소 젤과 흐르는 타액을 Suction 한다. (4분간) ⑥ 한 악이 끝나면 다른 쪽도 동일하게 시행 ⑦ 거즈로 남아있는 치면의 불소겔을 깨끗이 닦아 준다.	• 치카치카 이닦이로 설명 • 물로 씻고 바람 불어 본다고 설명 • 딸기잼을 준비한다고 설명
시술 후		5분	① 오늘 치료내용을 재확인 시켜드리기 ② 치료 내용을 전산입력 ③ 다음치료일정 안내, 예약 ④ 시술 후 주의사항 설명 ⑤ 선물 증정	• 수고와 격려인사 "잘했어요, 수고했어요, 최고였어요~" • 주의사항 지켜줄 것을 당부

교육 후 테스트

【 불소도포 】

1. 불소도포가 치아에 적용되는 원리를 설명해 보세요.

2. 불소도포 치료를 받은 고객에게 팔로업은 어떻게 합니까?

3. 시술 후 주의사항에 대해 설명해 보세요. (역할극)

20. 실란트 (Sealant)

사전지식 테스트

실란트

1. 실란트란 무엇입니까?

2. 실란트는 어떠한 경우 효과적이며 어떠한 경우는 치료가 어렵습니까?

3. 실란트 치료를 위해 준비할 사항에 관해 설명해보세요.

4. 우리병원의 실란트 비용은 얼마입니까?

20. 실란트

시술 개요

개념	우식이 발생되기 전에 소와 및 열구를 전색제로 미리 봉합하는 것
발생원인	치아의 소와 및 열구는 세척하기 곤란하며 치아의 평활면처럼 불소가 작용하지 못하기 때문에 빈번히 생길 수 있는 우식이 발생되기 전 우식 예방을 위함
치료순서	완전 방습 후 표면처리 된 치아에 실란트 도포
팔로업	3개월 정기 검진
비용	유치 : 원 (보험적용) 영구치 : 원 (보험적용)

20. 실란트

시술 준비

접점	진료실	준비내용
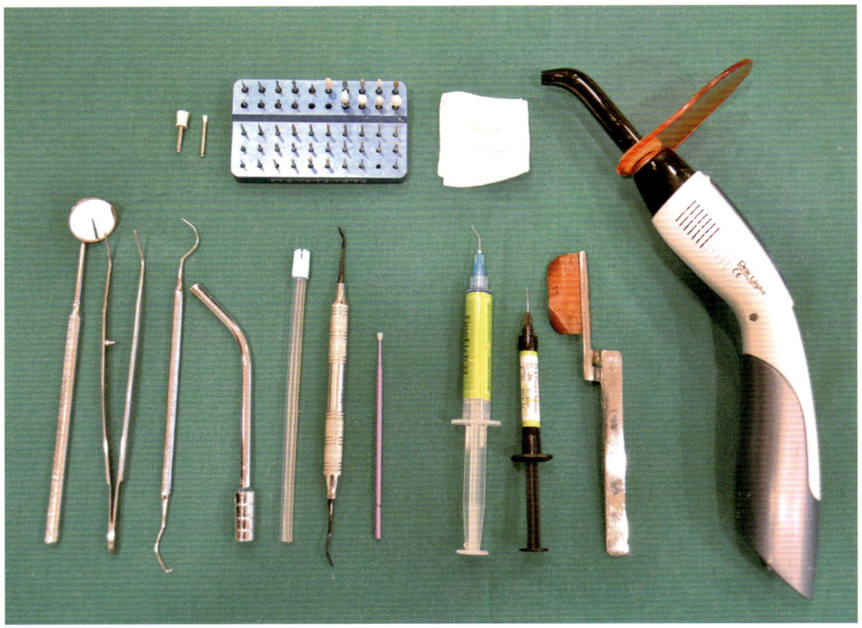		1. 기본기구 2. Bur Set 3. Pumice 4. Etching 5. Micro Brush 6. Sealant 7. 교합지 8. 광중합기 9. Resin Applicator 10. Cotton Roll

20. 실란트

시술 프로세서(1)

프로세스	장소	시간	직무	고객응대
시술 전	진료실	5분	치료내용의 재확인 치료기구 준비 Rubber Dam Set 준비 T.S.D (Tell, Show, Do)	• 치료할 내용을 간단히 설명한다. (오늘은 예쁜 치아에 코팅할거예요) • 치료 시 사용되는 기구를 대용어를 사용하여 설명한다. 예) Rubber Dam : 고무우산 High Hand Piece : 샤워기 Low Hand Piece : 돌돌이 아저씨 Suction : 쪽쪽이 아줌마 등
시술 중		5분	Rubber Dam을 시술 치아에 장착	• 벌레 씻은 물이 목으로 넘어가지 않게 우산 쓰고 치료 한다고 설명한다. • 장착 시 꽉 끼는 느낌에 대해 아픈 것이 아니고 반지가 누른다고 설명한다.
			시술치아에 Brush를 이용하여 깨끗이 Pumicing한다.	치카치카 이닦이로 설명한다.
			Water로 Pumice를 깨끗이 세척하고 Air로 치면을 건조시킨다.	치약을 물로 씻고 바람 불어 본다고 설명한다.
		1분	시술치아에 Etching 후 Explorer를 이용해 소와와 열구에 골고루 도포하도록 한다.	파란 약을 바른다고 설명한다.
			실란트를 도포한다. (Micro Brush나 Explorer를 이용해서 고루 기포 없이 바른다.)	"반짝반짝 예쁜이를 만들어 줄게요."
		2분	Curing (설정 시간이 5초이므로 2~3회 조사)	대용어를 이용하여 설명한다. "드라이기로 약 말리자."
			Explorer로 기포유무, 비도포 부분이 남아 있는지 확인한다.	잘 되었는지 마지막으로 확인하는 거라고 설명한다.
			Rubber Dam제거	고무우산 제거로 비유하여 설명한다.
			교합검사를 한다.	교합 시 불편한 점 있는지 물어본다.

20. 실란트

시술 프로세서(2)

프로세스	장소	시간	직무	고객응대
시술 전	상담실	10분	① 치료내용을 재확인 시켜드리고 치료 내용을 전산입력 한다. ② 다음치료 확인시켜드리고 동의 시 예약 및 주의사항을 설명한다. ③ 선물증정, 배웅, 체어정리	• 치료부위를 부모님께 Explorer를 이용하여 확인시켜드림 • 양치의 중요성 인지시키기 • 수고와 격려의 인사 (“잘했어요, 수고했어요, 최고였어~” 등등)
			시술 후 주의사항 안내	• 실란트 탈락 가능성 설명 • 충치 발생 가능성 설명 • 양치 중요성 설명 • 3개월 간격으로 정기 검진 시 내원 중요성 설명

20. 실란트

상담

상담포인트
1. 조기치료보다 예방치료의 중요성 인식시키기

FAQ
Q. 한번 코팅하면 영구적인가요? A. 단단한 음식을 섭취하거나 구강위생 관리, 타액의 점조도, 선호하는 음식, 보호자의 협조도 등의 이유로 코팅이 떨어질 수도 있습니다. 정기적인 검진을 받으셔서 코팅재 주위의 충치나 코팅재가 벗겨진 부분은 보수치료를 하셔야 합니다. Q.코팅하고 나면 충치는 전혀 생기지 않나요? A. 실란트로 치아의 씹는 면 충치는 80~90% 정도는 예방이 되지만, 탈락 시에는 충치가 생길 수 있으므로 정기적 검진으로 항상 체크해 주시는 것이 중요합니다.

교육 후 테스트

【 실란트 】

1. 실란트의 수명과 진료 후 효과적인 관리방법에 대해 고객에게 설명해 보세요. (역할극)

2. 소아환자의 진료협조를 얻기 위해 시술내용을 어떻게 설명하는 것이 효과적일까요?

3. 실란트 고객은 어떻게 팔로업 해야 합니까?

4. 실란트의 시술 후 주의사항에 관해 설명해 보세요. (역할극)

21. 러버 댐 (Rubber Dam)

사전지식 테스트

【 리버 댐 】

1. 어떤 경우 러버댐을 사용합니까?

2. 러버댐의 필요성에 대해 고객에게 설명해 보세요. (역할극)

3. 러버댐 사용을 위한 준비사항을 설명해보세요.

4. 소아환자에게 러버댐에 대해서 설명해 보세요. (역할극)

21. 러버 댐

시술 개요

개념	구강방습과 구강을 보호하여 안전하고 효율적인 진료를 도모함
필요한 경우	필요한 경우 타액으로부터 격리, 진료의 질의 향상, 구강 조직 보호

시술 준비

접점	진료실	준비내용
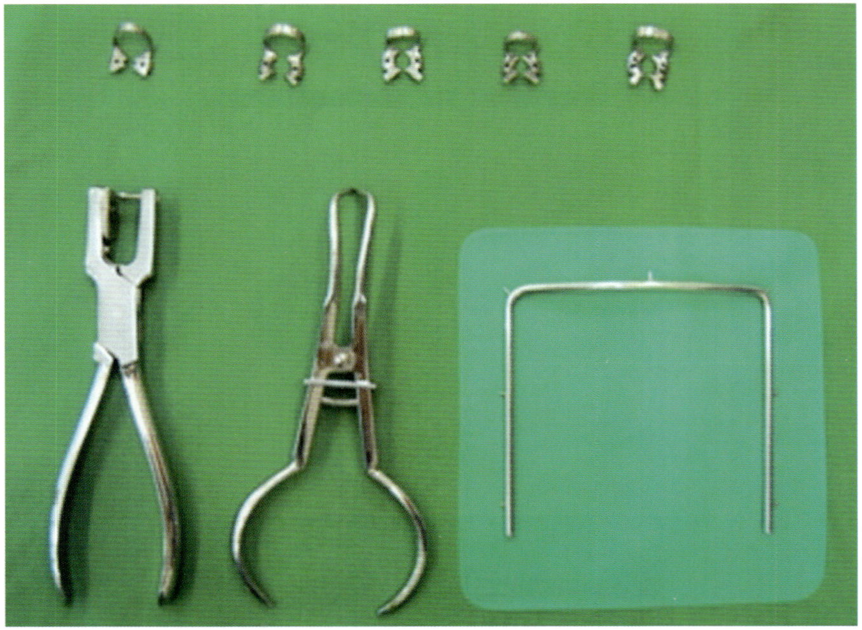		1. Rubber Dam Sheet 2. Punch 3. Clamp 4. Frame 5. Forcep

21. 리버 댐

시술 프로세스

프로세스	장소	시간	직무	고객응대
시술 전		5분	Rubber Dam을 위한 재료를 준비한다.	
시술 중	진료실	5분	• Punching 치료할 위치에 맞게 Punching한다. • Clamp 장착 – Rubber Dam Sheet가 찢어지지 않도록 조심해서 끼운다. – Clamp는 부위에 맞게 선정한다. 0 : D번 14 : 불완전맹출 치아, 203 : 60번대, 80번대 204 : 50번대, 70번대 206 : 영구치 • Frame 장착 Sheet의 테두리 부분으로 느슨하게 장착한다. • Rubber dam을 구강 내에 장착 – 치아의 최대 풍융부 1~2mm하방에 Clamp를 끼운 후 손으로 밀어서 적당한 위치로 위치시켜 치은을 분리한다.(치은이 Clamp에 물릴 수 있기 때문) – 핀셋을 이용하여 Sheet를 Clamp뒤로 젖히고 다른 치아에 맞춰 끼운다.(치아 사이 잘 들어가지 않는 부위에는 Floss를 이용하여 끼운다.) – Sheet를 팽팽히 당겨 Frame에 고정시킨다.	소아의 경우 장착 시 꽉 끼는 느낌에 대해 아픈 것이 아니고 반지가 누르는 것이라고 설명한다.
시술 후		30초	구강 내에서 Rubber Dam제거	

21. 리버 댐

상담

상담포인트

1. 구강 연조직 보호 및 시술 시 물이 넘어가는 것을 방지하고, 시술 부위를 타액으로부터 보호하는 시술이라고 보호자를 안심시킨다.

FAQ

Q. 이거 안하고 치료하면 안되나요?

A. 물이 목으로 넘어가면 치료하기 더 힘들어 하고 혀와 입술을 보호할 수 있습니다. 술자의 치료부위 시야확보가 더욱 용이 하여 더욱 정밀하게 치료 받으실 수 있습니다. 그리고 습한 상태를 차단하여 재료의 수명을 연장시켜주고 침으로부터 감염되는 경로를 차단하여 특별히 고무 알러지가 없는 이상 하시는 것이 안전합니다.

Q. 이거 하고 있으면 숨쉬기가 힘들지 않나요?

A. 코로 숨쉬기가 가능하기 때문에 코감기가 심하게 걸리거나 코로 숨쉬기가 불편하지 않는 이상은 괜찮습니다.

교육 후 테스트

리버 댐

1. 러버댐 사용 시 어시스트 할 사항은 무엇입니까?

2. 어시스트 시 주의사항에 대해 설명해 보세요.

22. S.S 크라운

사전지식 테스트

[S.S 크라운]

1. S.S 크라운이란 무엇입니까?

2. S.S 크라운은 어떠한 경우 효과적이며 꼭 해야 합니까?

3. S.S 크라운 치료를 위해 준비할 사항에 관해 설명해보세요.

4. 우리 병원의 S.S 크라운 치료 비용은 얼마입니까?

22. S.S 크라운

시술 개요

개념	광범위한 우식이 있거나 법랑질과 상아질의 형성부전,파절된 치아나 치수치료를 받은 치아 등 정상적인 충전수복이 불가능한 경우 기성관으로 수복하는 방법
필요한 경우	고유치관 형태의 회복, 저작기능의 회복이 쉬우며, 제작과 조절이 간편하여 한번의 처치로 수복이 가능함
치료순서	치아를 전체 삭제 → S.S Crown 맞춤 → 시적 후 접착
팔로업	3개월 마다 정기 체크
비용	Crown : 원 신경치료 : 보험 적용

22. S.S 크라운

시술 준비

<table>
<tr><th>접점</th><th>진료실</th><th>준비내용</th></tr>
<tr><td colspan="2">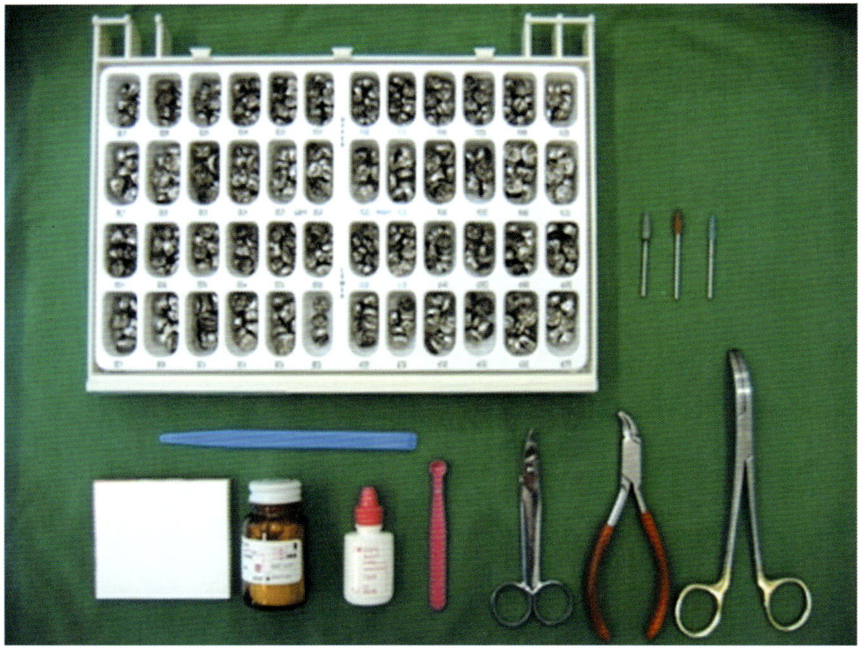</td><td>1. S.S Crown
2. Cr. Scissor
3. Contouring plier
4. Gripper
5. Cement
6. H.P green stone
7. H.P brown point
8. H.P silicone point</td></tr>
</table>

22. S.S 크라운

시술 프로세스(1)

프로세스	장소	시간	직무	고객응대
시술 전	진료실	5분	필요한 기구 & 장비 준비 TSD실시	
시술 중	진료실	치아당 : 20분	① 치료부위 국소마취를 한다. ② Rubber Dam을 장착 ③ 지대치 형성 (Proximal Cutting Bur, Round Bur) ④ 적절한 SIZE선택 : Cr을 시적해서 잘 들어가면 그보다 한 Size작은 Cr을 선택해서 1mm정도 Scissoring 후 시적 한다. 하악 1유구치의 경우 잘 맞는 것이 없으면 반대쪽 상악 제1유구치 Cr을 맞춰본다. ⑤ Scissoring : Scissor의 Curve가 Cr Margin의 바깥쪽을 향하도록 잡고 잘라야 한다. 한번에 연속적으로 자르는 것이 좋다. Scissoring후에는 Margin부위가 접히므로 Contouring Plier로 펴주고 시적한다. ⑥ Cr길이의 조절 : 시적하여 완전히 들어가도록 눌러주고 Gingival Margin을 탐침으로 표시해서 이보다 0.5mm길게 ₩ Scissoring한다. ⑦ Contouring : Margin부위를 Contouring Plier로 잡고 내면 쪽으로 조금씩 구부려준다. ⑧ 시적 : 탐침으로 Gingival Margin에서의 길이가 적당한지 Margin이 뜨는 곳은 없는지 체크한다. Rubber Dam을 제거하고 시적하여 교합을 체크한다. Cr을 구강내에 떨어뜨리지 않도록 매우 주의한다. (혹시라도 떨어뜨리면 재빨리 환자의 고개를 옆으로 돌린 후 꺼낸다)	• 진료를 진행하면서 자주 소아환자에게 간단한 상황 설명과 칭찬을 한다. [예시] • 충치제거 시 "세균이 한 마리 씩 보이기 시작했어요. 선생님이 깨끗하게 청소해 주실 거예요." • S.S 시적 시 "자~ 이제 우리 ㅇㅇ이 치아에 왕관을 맞춰볼 거예요."

시술 프로세스(2)

프로세스	장소	시간	직무	고객응대
시술 중	진료실		⑨ Polishing : Green stone → Brown Rubber → Green rubber Margin의 외면과 내면을 모두 Polishing해서 말려 올라간 부위가 없도록 한다. Cr 내외면을 Water Spray로 씻어내고 알코올 스폰지로 닦은 후 Air Spray로 건조 시킨다. ⑩ Setting : 치아와 잇몸을 H2O2 Ball로 닦아준다. Cement을 Mix하여 충분한 양을 Cr에 담고 치아를 수세 건조 후 Setting한다. 완전히 들어가도록 세게 눌러주고 과량의 Cement을 거즈로 닦고 환자에게 꽉 물도록 한다. (이때 Cr이 덜 들어가면 즉시 제거하고 세척한 후 원인을 찾는다.) 치실로 인접면의 Cement을 제거하고 Cotton Roll 을 꽉 물고 있게 한다. ⑪ Cement제거 및 마무리 : Cement Setting이 완료되면 Explorer와 치실로 잉여 Cement을 제거하고 H2O2 Ball로 닦고 물로 씻는다. ⑫ 교합 체크	
시술 후	상담실	5분	시술 후 주의사항 안내	

22. S.S 크라운

상담

상담포인트

1. 적은 치질 삭제량
2. 조작이 용이하며 1회 내원으로 처치 끝난다.
3. 강한 유지력

FAQ

Q. 씌워도 유치 교환에는 지장이 없나요?

A. 흔들릴 때 씌워놓은 금관도 같이 흔들리므로 크게 걱정 안하셔도 됩니다. 오히려 금관을 씌우므로 충치로 인한 조기치아상실을 방지할 수 있습니다.

Q. 영구치에 손상이 가지는 않나요?

A. 치아의 머리 부분만 씌워지기 때문에 영구치에 아무런 해가 되지 않습니다.

Q. 본을 떠야 되나요?

A. 유치는 특별히 본을 뜨지 않아도 되도록 기성품이 나옵니다. 그 기성품 중 맞는 크기를 골라서 환자의 치아 모양에 맞게 조절하여 씌워주면 됩니다.

Q. 이 갈이 할건데 안 씌워도 되지 않나요?

A. 후에 맹출 하는 영구치의 위치를 X-Ray촬영하여 확인해 아직 맹출 시기가 현저하게 남았다면 금관을 씌우는 치료가 필요합니다.

교육 후 테스트

[S.S 크라운]

1. S.S 크라운이 영구치에 어떤 영향을 미치는지 설명해 보세요.

2. S.S 크라운 치료를 받은 고객에게 팔로업은 어떻게 합니까?

3. 시술 후 주의사항에 대해 설명해 보세요. (역할극)

23. 간격 유지(S.M) 장치

사전지식 테스트

S.M 치료

1. S.M 장치란 무엇입니까?

2. S.M 장치는 어떠한 경우 효과적이며 꼭 해야 합니까?

3. S.M 장치 치료를 위해 준비할 사항에 관해 설명해보세요.

4. 우리병원의 S.M 장치 치료 비용은 얼마입니까?

23. S.M 장치

시술 개요

개념	유치를 조기에 상실한 경우에 영구치가 맹출할 때까지 공간을 유지한다.
발생원인	유치의 조기 발치
치료방법	치아에 Band맞추기 → 인상채득 → 밴드 제거 후 인상재에 장착
팔로업	장치 Setting 후부터 3개월 체크
비용	S.M : 원 Distal Shoe : 원

23. S.M 장치

시술 준비

접점	진료실	준비내용
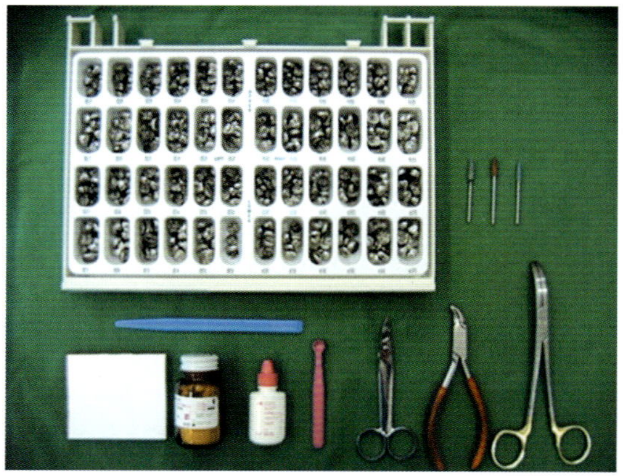 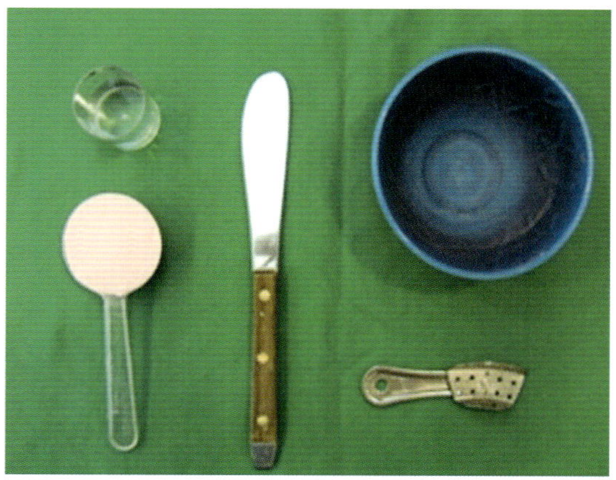	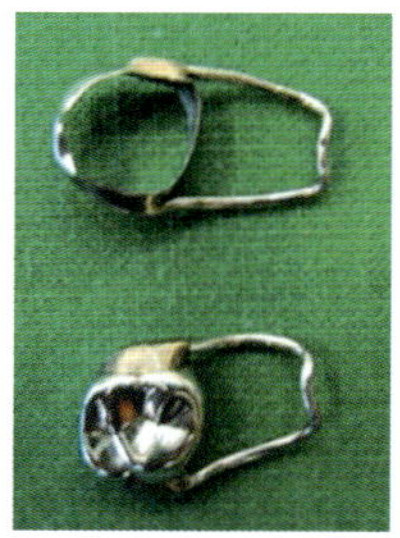	[SS Cr] 1. SS Cr 2. Cr Scissor 3. Contouring Plier 4. Gripper [Band] 1. Band 2. Band Pusher 3. Band Remover 4. Contouring Plier + Partial Tray Alginate Rubber Bowl Spatula Pin Stone 계량컵 계량스푼

23. S.M 장치

시술 프로세스(1)

프로세스	장소	시간	직무	고객응대
시술 전	진료실	5분	기구 및 재료 준비 시술에 필요한 재료들을 미리 준비하여 원활한 진료의 진행을 도모한다.	치료할 내용에 대해 설명한다.
시술 중		10분	• Crown, Band 선정 ① 정확하게 맞는 Cr이나 Band를 선정하여 치아에 시적 한다. ② 육안으로 치아보다 클 것 같은 Size로 먼저 선택하여 시적 해 본다.) • 시적 ① Cr. : 하악 L->B / 상악 B->P	Cr이나 Band를 끼울 때 꽉 끼는 느낌을 미리 설명
		10분	Tray 선정 : Partial Tray를 시적 해 본다.	시적 시 불편한 점이 있는지 확인한다.
			• 인상채득 ① Alginate를 Mixing하여 인상을 채득한다. ② Mixing Time : 30초~1분 ③ Tray와 치아사이 간격 : 3~6mm정도 ④ Setting되는 동안 변형이 되지 않도록 적당한 힘으로 고정한다. ⑤ Alginate가 너무 무르거나 되게 Mixing되지 않도록 주의한다. ⑥ Setting Time : 3~4분	• 인상채득 전 "찰흙놀이"란 말로 친숙하게 한 후 이물감이 있다고 설명 • 고개를 앞으로 숙이고 코로 숨쉬도록 유도 한다. • 흐르는 침은 삼키지 말로 닦도록 휴지나 핸드 타올을 준다. • 보호자에게는 이물감으로 인한 구토 반응이 있을 수 있다고 설명.

시술 프로세스(2)

프로세스	장소	시간	직무	고객응대
시술 중			구강 내에서 Imp 제거	Tray 제거 후 입술 주위와 치아 사이에 묻은 이물질을 제거한다. (티슈와 거울제공)
시술 중	진료실	5분	인상체에 Cr Band 고정 ① 치아에서 Cr또는 Band를 분리해 내서 인상체에 정확히 위치 시키고 Pin으로 고정한다. ② Cr 또는 Band가 정확히 고정되었는지 주의 깊게 본다.	
		5분	장치제작	
		10분	Setting ① 해당 치아 부분을 Pumicing한 후 Floss로 묶은 장치를 구강 내에 시적해서 잘 맞는지 확인한다. ② 장치가 잘 맞는 경우 Cement을 Mixing하여 Setting 한다. ③ Cement이 굳고 난 후 잉여 Cement을 제거하고 Floss를 제거한다.	
		5분	시술 후 주의사항 안내	• 약속한 날짜에 반드시 내원의 중요성 설명 꼭 내원을 부탁드리고 왜 그래야 하는지를 설명한다. 본을 뜨고 나서 너무 오래 지나서 내원할 경우 치아의 이동으로 장치가 맞지 않게 될 수 있다. • 손으로 장치를 만지지 않게 한다 • 치료한 부위 쪽으로 잇몸 부분이 불편하다고 하더라도 꼭 양치질을 깨끗이 해야 한다. • 장치가 들어갔더라도 씹는데 큰 도움이 되지 않는다.

23. S.M 장치

상담

상담포인트
1. 공간확보 중요성 2. 차후 교정 필요를 줄임

FAQ
Q. 밑에서 영구치가 올라오면 장치를 어떻게 해야 하나요? A. 영구치가 잇몸 사이로 보이면 장치를 제거해야 한다. Q. 양치할 때 장치부분은 어떻게 해야 하나요? A. 고정식 장치이기 때문에 동일하게 양치하시고 깨끗하게 유지해야 합니다. Q. 식사하기 불편하지 않나요? A. 처음에는 약간의 이물감이 느껴지나 적응이 되면 특별히 많이 불편하지는 않습니다. 어린이가 적응할 수 있을 정도이기 때문에 너무 걱정 안하셔도 됩니다.

교육 후 테스트

【S.M 치료】

1. S.M 장치가 영구치에 어떤 영향을 미치는지 설명해 보세요.

2. S.M 장치 치료를 받은 고객에게 팔로업은 어떻게 합니까?

3. 시술 후 주의사항에 대해 설명해 보세요. (역할극)

24. S.M Denture – FPD, RSM

사전지식 테스트

S.M Denture (FPD,RSM)

1. S.M Denture(FPD,RSM) 장치란 무엇입니까?

2. S.M Denture(FPD,RSM)는 어떠한 경우 효과적이며 꼭 해야 합니까?

3. S.M Denture(FPD,RSM)는 장치 치료를 위해 준비할 사항에 관해 설명해 보세요.

4. 우리 병원의 S.M Denture(FPD,RSM)의 치료 비용은 얼마입니까?

24. S.M Denture (FPD,RSM)

시술 개요

개념	FPD : 유전치 조기상실 시 제2유구치에 band를 하고 호선을 이용하여 인공치의 배열로 의치형의 고정성공간 유지 장치 RSM : 다수의 유치가 상실 되었을 때 저작기능의 회복과 수직고정을 유지하기 위해 인공치가 배열된 의치형의 가철성 공간 유지 장치
발생원인	유전치 및 다수의 유구치 조기상실
치료방법	FPD : 제2 유구치에 BAND를 장착하고 철사를 납착, 전방으로 이행 후 자가중합 아크릴릭 레진상 위에 인공치를 심어 심미적으로 마무리 한 후 접착 RSM : 상교정장치용의 레진과 인공치를 사용하고 교정용 철사로 유지를 얻는다.
팔로업	FPD : 2개월 RSM : 3개월
비용	PD : 기본장치 원 + 도치당 원 RSM : 기본장치 원 + 도치당 원
참고	FPD : Fixed Partial Denture RSM : Removal Space Maintainer

24. S.M Denture (FPD,RSM)

시술 준비

접점	진료실	준비내용
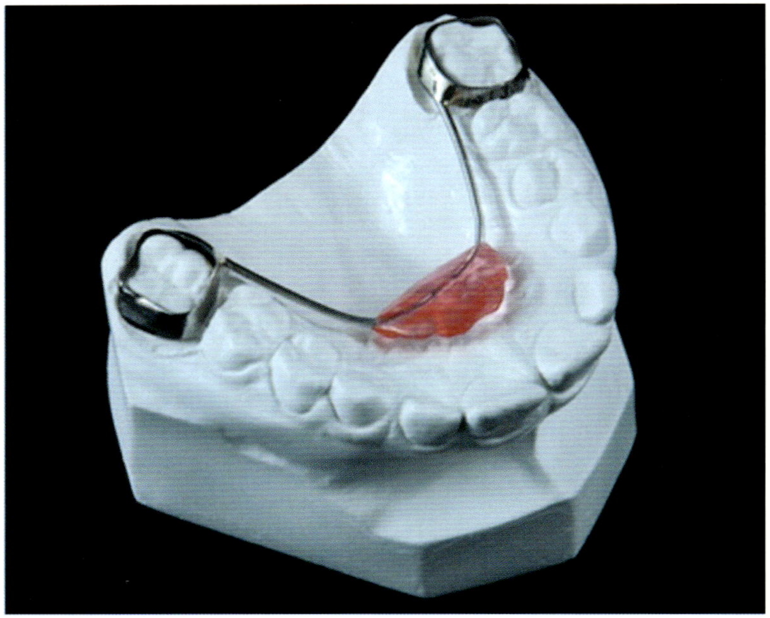		1. 상하악 유공 Tray 2. Alginate 3. Rubber Bowl 4. Spatula 5. 계량컵 6. 계량 스푼 7. 알코올 램프 8. Parapin Wax 9. Band Set

24. S.M Denture (FPD,RSM)

시술 프로세스

프로세스	장소	시간	직무	고객응대
시술 전	진료실	5분	필요한 재료와 장비를 준비한다.	
시술 중		20분	적절한 크기의 Tray를 선택한다.	• 진료에 대해 쉽게 소아환자에게 설명
			① 교합관계에 따라 반대 악궁의 인상 및 Bite 채득 ② Bite 채득 시에는 핑크 왁스를 연화시켜 두세겹으로 접어 Arch형태로 만들어 중심 교합 Bite를 채득 (Bite불안정, 상하악 장치가 들어갈 경우) ③ 도치 Shade보기	
시술 후		20분	장치 장착	
		5분	시술 후 주의사항 안내	• 분실하지 않도록 주의한다. • 양치의 중요성을 설명한다. • 단단한 음식, 끈적끈적한 음식은 되도록 삼가 한다.

24. S.M Denture (FPD,RSM)

상담

상담포인트

1. 전치부 심미성
2. 저작기능 회복

FAQ

[S.M Denture]

Q. 관리는 어떻게 해야 하나요?

A. 식사 후에 장치를 빼서 흐르는 물에 씻어 주세요.
깨끗하게 소독 하신다고 끓는 물에 담그면 변형이 될 수 있으니 절대 주의하시기 바랍니다.

[FPD]

Q. 나이가 어린데 장치를 적응할 수 있을까요?

A. 처음에는 느낌이 많이 나지만 어느 정도 적응이 되면 많이 불편하지 않습니다.

Q. 곧 치아가 올라 올 텐데 꼭 해야 하나요?

A. 앞니가 없게 되면 우선 발음이 셀 수 있습니다. 또한 심미적으로도 보기가 좋지 못합니다. 혹은 옆 치아가 빈 공간으로 이동할 수 있으므로 장치를 해주시는 것이 좋습니다.

교육 후 테스트

S.M Denture (FPD,RSM)

1. S.M Denture (FPD,RSM)가 영구치에 어떤 영향을 미치는지 설명해 보세요.

2. S.M Denture (FPD,RSM) 치료를 받은 고객에게 팔로업은 어떻게 합니까?

3. 시술 후 주의사항에 대해 설명해 보세요. (역할극)

25. 스트립 크라운 (Strip Crown)

사전지식 테스트

스트립 크라운

1. 스트립 크라운이란 무엇입니까?

2. 스트립 크라운은 어떠한 경우 효과적이며 꼭 해야 합니까?

3. 스트립 크라운 치료를 위해 준비할 사항에 관해 설명해보세요.

4. 우리병원의 스트립 크라운 치료 비용은 얼마입니까?

25. 스트립 크라운

시술 개요

개념	유전치의 넓은 우식 혹은 치아파절 변색 시 치아의 외관 전체를 수복하여 원래 해부학적 형태로 복원 시켜 기능을 회복시키는 것
발생원인	유전치의 넓은 우식, 인접면 우식, 치아파절 변색
치료순서	마취 → Rubber Dam장착 → 지대치 형성→ Strip Cr 시적 → Setting
팔로업	3개월 정기검진
비용	원

25. 스트립 크라운

시술 준비

접점	진료실	준비내용
	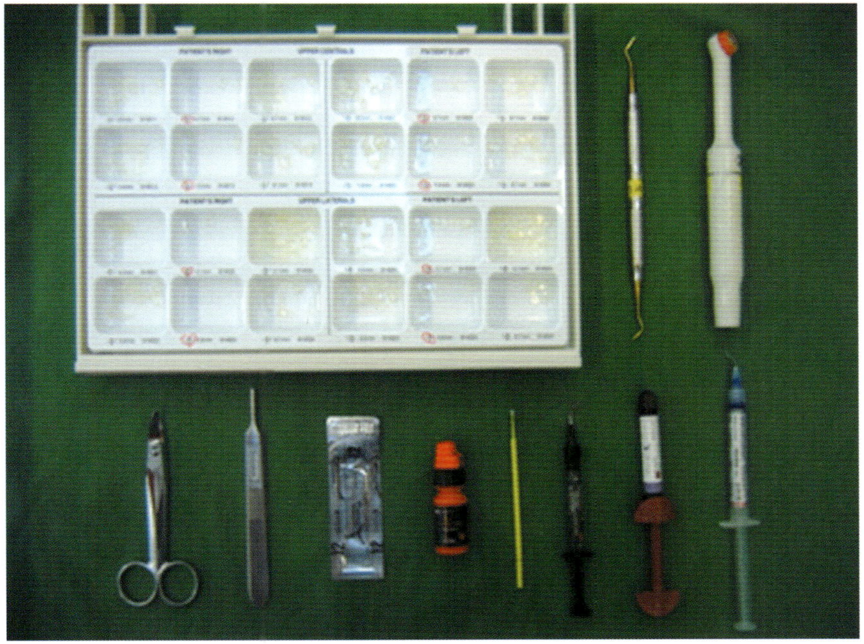	1. Strip Cr 2. Cr. Scissor 3. Resin set 4. Pin 5. Blade 6. Final Diamond Bur 7. Green Stone 8. White Stone

25. 스트립 크라운

시술 프로세스(1)

프로세스	장소	시간	직무	고객응대
시술 전	진료실	5분	마취	어린이 환자에게 마취한다고 하지 않고 벌레 잠재우는 약 바른다고 하면서 약간 따금 하다고 설명한다.
시술 중		치아당 : 20분	① Rubber Dam장착, ② 지대치 형성 ③ Cr Size 선택하여 Scissoring한다. – Scissor의 Curve가 Cr Margin의 바깥쪽을 향하도록 잡고 잘라야 한다. – 한번에 연속적으로 자르는 것이 좋다. (연속적으로 자르지 않으면 찢어지기 쉽다) – 찌그러지기 쉬우므로 가볍게 쥔다.	
			④ 시적 – 너무 세게 누르면 Margin부위에서부터 찢어진다. – 가볍게 눌러서 Margin Adaptation되어야 한다. 이 때 Cr의 높이는 인접치를 참고한다. – Bleeding 되지 않도록 주의한다.	
			⑤ Strip Cr에 Vent Hole형성 – Low Speed Round Bur로 설면에 과잉의 Resin이 빠져나갈 Hole을 내면에서 바깥면 쪽으로 뚫는다. – Hole이 너무 작으면 Resin이 잘 안 빠져서 Cr이 찢어지고 너무 크면 Margin부위에 Resin이 덜 들어갈 수 있다. ⑥ 치아의 Etching, Bonding – Endo한 경우에는 Flowable Resin으로 Core를만든다. – 치질이 적게 남은 경우에는 Pin을 세우고 Core를 만든다. – Core를 만들고 Re-Prep한 경우에는 다시 Etching & Bonding한다.	

시술 프로세스(2)

프로세스	장소	시간	직무	고객응대
시술 중	진료실		⑦ Resin Loading – Cr의 내면에 Resin을 잘 펴서 넣는다. – 기포가 생기지 않도록 주의한다. – 너무 적게 넣으면 빈 공간이 생길 수 있고 너무 많으면 크라운이 찢어질 수 있다.	
			⑧ Setting – 인접치를 참고하여 높이와 경사도를 맞춘다. – 가벼운 힘으로 Setting해야 찢어지지 않고 변형되지 않는다. – Vent Hole과 Margin부위의 과잉 Resin을 Explorer로 제거한다.	
			⑨ 광중합 – Rebounding되지 않게 살짝 누른 상태에서 광중합한다. – 순면, 설면 등 여러 방향에서 충분히 광중합 시킨다.	
			⑩ Strip Cr 제거 – Blade로 Cr을 절단하고 Explorer로 벗겨낸다. – Resin면에 Scratch가 생기지 않도록 주의한다.	
			⑪ Polishing – High Speed Green Stone으로 설면을 다듬고 Final Diamond Bur로 Margin부위를 다듬는다. – Low Speed White Stone으로 Margin과 설면을 최종 마무리 하고 가급적 순면을 손대지 않는다.	
			⑫ 러버댐 제거 후 교합 check – 하악전치가 Guide되지 않도록 한다. – 인접치와의 높이, 전체적인 조화가 잘 되는지 확인한다.	
시술 후	상담실	5분	시술 후 주의사항 안내	• 되도록이면 앞니 사용을 금한다. • 손으로 만지지 않게 한다. • 마취로 인해 혀나 입술을 깨물지 않게 주의시킨다. (30분 정도 솜을 물고 있게 한다.)

25. 스트립 크라운

상담

상담포인트
1. 심미성 강조

FAQ
Q. 빠질 치아인데 꼭 씌워야 하나요? A. 충치가 진행되어 신경까지 근접해서 염증을 일으킬 수 있습니다. 유치 뿌리 끝에 염증이 생긴다면 바로 아래 있는 영구치의 싹에 영향을 미치는 경우가 있습니다. 그래서 간혹 영구치 색이 변해서 나온다든지 조금 약한 상태로 맹출 할 수 있기 때문에 유치라도 치료를 해주시는 것이 영구치 맹출에 더 좋은 결과를 가져올 수 있습니다.

교육 후 테스트

스트립 크라운

1. 스트립 크라운의 장점은 무엇입니까?.

2. 스트립 크라운과 영구치와의 관계에 대해서 설명해 보세요.

3. 스트립 크라운 치료를 받은 고객에게 팔로업은 어떻게 합니까?

4. 시술 후 주의사항에 대해 설명해 보세요. (역할극)

M.O.T 100 체크리스트

M.O.T 100 체크리스트

A. 병원진입

진입접점	세부접점	우수 5	양호 4	보통 3	개선 2	미흡 1
병원찾기	1. 큰 노력없이 쉽게 병원을 찾을 수 있는가?					
	2. 병원 간판이 눈에 잘 띄고 주변 환경과 조화로운가?					
	3. (홈페이지 등에) 병원 찾아오는 길 안내가 상세히 준비되어 있는가?					
주차 시	4. 주차안내는 자세히 해주고 있는가?					
	5. 주차 안내판을 찾아 식별하기 쉬운가?					
	6. 주차공간은 충분한가?					
	7. 주차 안내원은 친절한가?					
현관진입	8. 병원의 복도, 현관의 안내판은 식별하기 쉬운가?					
	9. 병원의 입구, 통로는 청결한가?					
	10. 현관 진입 시 첫 느낌(향기)는 상쾌한가?					
첫인상	11. 직원들의 복장과 인상은 친근한가?					
	12. 병원로고 및 이미지는 친근하고 세련되었는가?					
소계						

B. 안내데스크

데스크접점	세부접점	우수	암호	보통	개선	미흡
		5	4	3	2	1
안내데스크	13. 안내데스크의 높이는 적당한가?					
	14. 안내데스크는 청결하며 정돈되어 있는가?					
	15. 직원들은 인사를 잘 하는가?					
	16. 고객에게 시선을 맞추며 이야기 하는가?					
	17. 직원들은 적극적인 자세로 고객의 문제를 경청하는가?					
전화응대	18. 전화받을 때 인사는 어떻게 하는가?					
	19. 전화연결 시 대기시간은 짧은가?					
	20. 전화로 고객의 용무처리가 신속하게 진행되는가?					
예약	21. 예약절차는 신속하고 편리한가?					
의료보험	22. 의료보험의 처리는 신속하고 편리한가?					
소계						

C. 서비스 프로세스

서비스접점	세부접점	우수	양호	보통	개선	미흡
		5	4	3	2	1
신환관리	23. 환자의 유형을 구분하여 그에 맞게 대처하는가? (개인화)					
	24. 신환에게 안내(소개) 책자 등을 배부하는가?					
	25. 진료과정에 대한 설명을 자세히 하고 있는가?					
	26. 환자 개인에 대한 정보를 사려깊게 처리하고 있는가?					
	27. 병원에 들어서는 모든 이에게 차나 음료를 대접하는가					
서비스매너	28. 주변환경 정리를 잘 하고 있는가?					
	29. 용모는 청결하고 단정한가?					
	30. 긍정적이고 밝은 이미지를 주는가?					
소계						

D. 대기실에서

대기실접점	세부접점	우수 5	암호 4	보통 3	개선 2	미흡 1
대기실환경	31. 대기실은 청결한가?					
	32. 대기실의 온도는 적정하며 향기는 상쾌한가?					
	33. 안내판, 게시판 등의 내용은 유익한가?					
대기실서비스	34. 대기시간을 미리 알려주는가?					
	35. 대기실의 책자 등 관리상태는 적정한가?					
	36. 대기실의 고객편의시설 관리상태는 양호한가? (음료,전화,PC등)					
소계						

E. 예진상담 시

대기실접점	세부접점	우수 5	암호 4	보통 3	개선 2	미흡 1
안내	37. 안내판(표지판)이 눈에 잘 띄이는가?					
	38. 예진 상담실까지 친절히 안내해 주는가?					
	39. 기다릴 때 지루하지 않게 배려하는가?					
환경	40. 예진 상담실의 청결 및 정돈상태는 양호한가?					
	41. 고객에게 혐오스러운 도구, 물품은 없는가?					
	42. 의사가 간단한 자기소개를 하는가?					
의사매너	43. 고객 호칭 시 존칭을 하는가?					
	44. 의사와 충분한 상담이 이루어지는가?					
소계						

F. 치료

대기실접점	세부접점	우수 5	양호 4	보통 3	개선 2	미흡 1
안내	45. 안내시설이 잘 보이는가?					
	46. 치료실로 친절히 안내하는가?					
환경	47. 진료실의 환경정리 상태는 양호한가?					
	48. 고객이 보기에 혐오스러운 도구는 없는가?					
	49. 치료실의 향기는 상쾌한가?					
진료서비스 (의사)	50. 의사가 자기소개 및 치료설명을 하는가?					
	51. 의사가 고객 호칭 및 진료 중 대화에 적절히 응대 하는가?					
	52. 의사의 충분한 설명이 이루어지는가?					
	53. 치료비 설명이 자세히 이루어지는가?					
	54. 진료계획은 환자와 상담하는가?					
	55. 환자의 불안감을 덜어주기위한 배려를 하는가?					
	56. 치료 종료 시, 경과설명 및 인사를 하는가?					
	57. 치료 중, 공백시간이 생길 때 고객에게 이유를 설명하는가?					
소계						

G. 검사 시

검사접점	세부접점	우수	암호	보통	개선	미흡
		5	4	3	2	1
안내	58. 안내시설이 눈에 잘 띄이는가?					
	59. 장소안내와 절차를 자세히 설명하는가					
	60. 대기시간 및 소요시간을 사전에 알려주는가?					
환경 및 서비스	61. 장비는 청결하게 관리되고 있는가?					
	62. 고객이 보기에 혐오스러운 도구는 없는가?					
	63. 실내환경은 쾌적한가?					
	64. 담당자가 자기소개와 환자상담을 하는가?					
소계						

H. 편의시설

데스크접점	세부접점	우수 5	양호 4	보통 3	개선 2	미흡 1
화장실	65. 안내표지가 눈에 잘 띄이는가?					
	66. 청결관리상태는 양호한가?					
	67. 향기는 신선하고 상쾌한가?					
	68. 편의용구는 준비되어있는가?(머리손질도구, 화장티슈, 핸드크림 등)					
휴게시설	69. 안내표지가 눈에 잘 띄이는가?					
	70. 비치된 기물의 청결 및 관리상태는 양호한가?					
	71. 비치된 기물의 작동상태는 양호한가?					
게시판	72. 게시판의 정보는 고객에게 유익한가?					
	73. 게시판의 정보는 최신의 내용인가?					
어린이 및 보호자	74. 동반한 어린이를 위한 배려가 있는가? (놀이방, 도서 등)					
	75. 어린이의 흥미를 끄는 자료가 있는가?					
	76. 보호자의 흥미를 끄는 자료나 시설이 있는가?					
소계						

I. 정산 시

정산접점	세부접점	우수 5	양호 4	보통 3	개선 2	미흡 1
편의성	77. 카드결제는 무리없이 진행되어지는가? (무이자안내 등)					
	78. 정산절차는 간편한가?					
상담	79. 치료비 내역을 상세히 설명하는가?					
	80. 담당자는 친절한가?					
진료비 신뢰성	81. 진료비 상담을 위한 자료가 충분히 있는가?					
소계						

J. 고객서비스 과정

서비스접점	세부접점	우수 5	양호 4	보통 3	개선 2	미흡 1
고객니즈조사	82. 고객의 의견과 반응을 조사하는가?					
	83. 고객의견 조사결과를 업무에 반영하는가?					
이벤트	84. 우수고객에 대한 부가서비스 및 배려가 있는가?					
	85. 고객을 위한 이벤트 및 행사가 있는가?					
정보서비스	86. 다양한 건강정보를 제공하는가?					
불만처리	87. 고객 불만처리 창구가 있으며 안내되어지고 있는가?					
	88. 고객의 불만이 책임있게 처리되고 있는가?					
소계						

K. 병원환경 전반

환경접점	세부접점	우수 5	암호 4	보통 3	개선 2	미흡 1
내부환경	89. 병원 내부의 전반적인 청결 및 정돈 상태는 어떠한가?					
	90. 병원 내부의 전반적인 느낌과 분위기는 어떠한가?					
외부환경	91. 병원내부의 환자동선은 복잡하지 않은가? (충분히 배려되고 있는가?)					
	92. 병원 주변의 환경은 청결한가?					
소계						

L. 응급진료 상황 시

응급진료접점	세부접점	우수 5	암호 4	보통 3	개선 2	미흡 1
내용	93. 야간 환자에 대한 배려가 이루어지고 있는가?					
	94. 휴일 환자에 대한 배려가 이루어지고 있는가?					
	95. 응급통화, 호출 시스템이 운영되고 있는가?					
소계						

M. 환자를 배웅할 때

배웅접점	세부접점	우수 5	양호 4	보통 3	개선 2	미흡 1
내용	96. 환자에게 배웅하는 자세, 인사는 양호한가?					
	97. 기상변화(우천 등)시 고객에 대한 배려가 있는가?					
	98. 주차에 대한 확인, 배려는 잘 이루어 지는가?					
소계						

N. 병원의 컨셉

이미지접점	세부접점	우수 5	양호 4	보통 3	개선 2	미흡 1
내용	99. 주요 환자층에 대한 전략과 그에 맞는 서비스가 있는가?					
	100. 병원시설 및 디자인에 환자에 대한 배려가 있는가?					
소계						

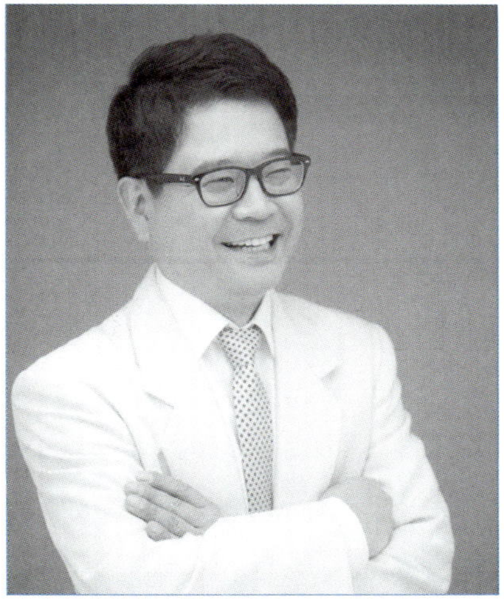

저자 | 김태훈

약력

전남대 치과대학 졸업

경희대 경영대학원 의료경영학 석사

중국 우한 모아치과 대표원장

서울 국제 모아치과 대표원장

1996년 김영훈, 조영주, 김선, 김상봉, 정혁 원장과 함께 모아치과그룹을 설립한 창립 멤버이며, 의료정책, 의료컨설팅, 의료소비자 행동심리 등을 연구하는 김태훈연구소 소장을 맡고 있다.

MANUALDENTAL CLINIC STANDARD MANUAL (REVISED EDITION)

Revised Edition tae hoon Kim.

MyungMun Publishing. Inc.
90, Dapsimni-ro 63-gil, Dongdaemun-gu, Seoul, Korea (02525)
Tel_ +82-2-2248-7586, 2246-7804
Fax_ +82-2-2248-0598
e-mail_ mmayt@hanmail.net
Website_ www.teethbook.co.kr

Printed in Korea

치과 진료 표준 매뉴얼 (개정판)

인 쇄	2018년 9월 7일
발 행	2018년 9월 15일
저 자	김태훈
발 행 인	안영택
편 집	전유정
발 행 처	명문출판사
등 록	제 6-0212호
주 소	서울시 동대문구 답십리로63길 90 (장안동 121-18)
전 화	(02)2248-7586, (02)2246-7804
팩 스	(02)2248-0598
홈 페 이 지	http://www.teethbook.co.kr
I S B N	978-89-6808-134-7

판권 소유

© 2018 | 치과 진료 표준 매뉴얼 | 명문출판사 : 60,000원